自然과 함께 스스로 치유하는

자연치유학

자연치유학

초판 1쇄 발행 2023년 4월 25일

지은이 현용수
펴낸이 현용수
펴낸곳 열린공간+ 명상치유 평생교육원
출판등록 제2015-000095호 (2015. 04. 22)

주소 서울시 서초구 서초중앙로 152, 702호(서초동, 우민빌딩)
전화 (02) 853-6677
팩스 (02) 852-6677

도서공급처 행복한마음 (02) 334-9107

ⓒ 2023, 현용수
ISBN 978-89-91705-52-4 03510

자연치유 ver. 3.0

自然과 함께 스스로 치유하는

자·연·치·유·학

현용수 교수의
『자·연·치·유』 이야기

The Power of natural healing

"Let food be thy medicine & medicine be thy food"
음식이 약이 되게 하고, 약이 음식이 되게 하라.
– Hippocrates(B.C. 460–B.C. 370) –

"식약동원食藥同原"음식과 약의 뿌리가 같다.
– 東醫寶鑑 & 黃帝內經 –

슈룹 세상

새로운 천년에 즈음하여 인간은 전례 없는 도전에 직면하고 있다. 무한한 기술 진보를 기반으로 4차 산업혁명이 인간의 삶을 위협하고 있으며, 전 세계를 휩쓸고 있는 코로나19(Pandemic)가 인간의 협동과 공유, 그리고 경제 등 사회 전반에 따른 변화를 요구하고 있는 매우 엄중한 시기이다. 또한, 현대의 삶은 그 끊임없는 정보의 물결로 우리의 주의를 요구하고 있으므로 이제 우리는 그에 대처하기 위한 새로운 방식들을 찾아내야 한다.

인간의 삶은 어느 때보다 물질적으로는 풍족한 삶을 향유하고 있다. 하지만 그 물질적 풍요에 대한 인간의 정신적 빈곤은 더욱 심화되어 가고 있으며, 서양의학의 첨단 의료시설과 외과적 치료술 등은 기술 진보와 더불어 그 발전의 정점을 향해 가고 있지만, 인간이 지향해야 할 치유와 건강에 대한 균형은 날이 갈수록 심각한 상태로 무너져 가고 있다.

한편, 현대를 살아가고 있는 우리는 정치·사회·경제·문화 등 여러 방면에서 부유하고 풍요로운 삶을 위한 기회가 과거 그 어느 때보다도 더 많이 가지고 있다. 그럼에도 불구하고, 개인으로서 그리고 하나의 생물학적 종種으로서 생존하고 번영하기 위해서는 분명히 새로운 전략을 발전시킬 필요가 있다.

서양의 철학, 의학은 환원주의적이고 동적이며, 동양의 철학, 의학은 생태주의적이고 순환적이라는 동서양의 이분법적인 사고보다는 1세기 동안 서구 문화가 인간의 삶에 뿌리내린 열정과 변화를 우리는 겸허하게 수용하고, 이에 수세기를 거치는 동안 인간의 삶의 중심이었던 자연적인 사유와 수백 년 동안 인간을 인도하고 우리의 삶을 풍요롭게 해준 훌륭한 자연 친화적 전통방식과 대체의학의 진일보를 받아들여야 할 용기가 필요한 시점이다.

최근까지 마음과 몸은 분리되어 인식되어왔다. 하지만 자연치유는 마음과 몸이 하나라는 것을 분명하게 인정하고 마음은 생각의 장이며 몸은 자연처럼 분자의 장으로 상호작용하는 의식의 통합적 표현으로 인식하고 있다.

동양의 위대한 선각자들에 의해 인식된 자연치유전통은 건강하고 의미 있는 삶을 살 수 있는 방법에 대한 실질적인 지식을 우리에게 생활양식 등의 방식으로 제공하고 있다. 자연치유의 지혜는 시간과 공간을 초월한 것이며, 그러므로 현대를 살아가고 있는 우리는 기꺼이 자연의 지혜를 받아드려 인간의 삶을 더욱더 윤택하게 해야 한다. 그래서 자연치유는 현대에 타당하며, 동서양을 통합하는 천·지·인 합일과 자·연·치·유·적 삶의 올바른 중심이 될 수 있다는 것이다.

이 책은 제1장 〈자연치유 교육의 이해〉를 시작으로 제2장과 제5장까지는 〈오관을 통한 자연치유 방식〉, 제6장과 제8장은 〈꽃차와 컬러푸드〉의 새 영역을 담아내고자 했으며, 그리고 제9장과 제14장, 제

15장은 〈항노화산업과 면역체계, 그리고 치매〉와 관련된 〈시냅스의 가소성〉을 안내하는 정도로 언급하였다. 또한, 제17장은 〈치유농업과 식물의 가치와 녹색의 치유력〉을 중심으로 간략한 방향을 선도하는 정도로 서술하였다.

본 책의 처음 시작은 자연에 관한 모든 것을 담아보려는 시도였지만, 부족한 본 저자가 자연의 방대함을 담아내기란 실로 역부족임을 깨닫고 자연 지식에 대한 안내자 역할을 시도한 것만으로 이 책을 마무리해야만 했다. 항상 책을 탈고할 때마다 많은 아쉬움을 느끼지만, 특히 이번만큼 자연이라는 큰 스승 앞에 부끄러움을 더한 적은 없을 것이다.

2023. 4.

관악의 정기가 서린 玉溪堂에서

木元 玄 容 水

前 교수, 경영학 박사, 자연치유학(뇌과학 기반) 박사, 상담심리학 박사

|차례|

제1장

자연치유 교육의 이해

01 자연치유
02 자연치유 교육학

01
자연치유

자연치유란 병인(病因)에 대해서 특별한 요법을 취하지 않더라도 자연히 회복되는 것을 자연치유라고 한다. 병에 대한 치료의 기본은 생체(生體)가 지닌 방어 기능을 왕성하게 해서 자연치유를 촉진시키는데 있다.

전통의학과 현대의학의 차이점은 중국의 전통의학 중의학(中醫學, 中医学) 서적을 보다 보면 병명이나 증상에 대한 해설에 자각(自覺, 自觉)이란 말이 자주 나오는데, 이는 환자가 느끼는 이 증상들이 어떤 일련의 검사를 통해 얻은 객관적인 수치가 아닌 환자 본인이 느끼는 주관적 증상들이라는 뜻이다.

현대의학과 전통의학의 차이점 중 현대의학은 환자 본인의 진술도 분명 참고하지만, 기계 촬영이나 화학적 실험 등을 통해 얻는 객관적 증상(혹은 수치)에 좀 더 중점을 둔다. 또, 약물이나 시술 등의 오남용/악용 등을 방지하기 위해 더욱 객관적 수치에 중점을 둔다. 그러나 전통의학은 환자 본인이 느낀 '주관적인 고통(증상)'들, 심지어 현대의학의 어떤 검사로도 쉽게 표출되지 않는 그런 증상들을 분석하고 파악하는 데 중점을 둔다고 볼 수 있다.

예를 들어 "나는 아파 죽겠는데, 병원에서 검사해보니 전부 다 정상이래", "검사 결과가 정상이라 병원에서 해줄 수 있는 건 거의 없다", "아마 심리적 요인 때문일 것이다"라든가, "통증이 너무 심하시면 우선 진통제를 처방해드릴게요" 등을 경험해본 적이 있는가? 분명 의학과 기술은 쉴 새 없이 발전하고 있는데, 어쩐지 내 병만은 해결 받지 못하고 있다고 느낀다면, 그건 현대의학이 너무 객관적 수치에만 치우쳐 있기 때문은 아닐까?

물론 전통의학 역시 검사는 한다. 대표적인 검사 방법이 망문문절(望聞問切)인데, 보고, 듣고(맡고), 묻고, 진맥한다는 뜻이다. 환자와 마주하는 순간 환자의 전반적인 상태를 보고, 또 혀를 보고, 환자가 내는 소리(숨소리 등)를 듣고, 냄새(체취 등)를 맡고, 환자의 증상, 내력, 생활습관 등을 묻고, 환자의 맥을 짚는다. 이것이 전통의학(한의학이든 중의학이든)의 가장 대표적인 검사 방법인데, 아이러니하게도 이것은 전통의학이 현대의학에 혹독한 비평을 받는 이유 중 하나이기도 하다.

첫째는 검사를 통해 얻은 근거들이 절대적이지 않고 상대적이라는 점. 거의 흡사한 맥이나 혀의 상태도 환자의 체질이나 거주환경, 전후 요인 등에 의해 전혀 다른 진단과 치료 방법이 나온다는 것이다.

둘째는 이 모든 검사가 어떠한 검사기기도 통하지 않고, 의사 개인이 진행한다는 것. 특히 맥을 짚는 것은 많은 훈련과 경험의 축적이 필요한데, 이로 인해 같은 환자를 서로 다른 의사가 동시에 진맥했을 때 심지어 전혀 다른 맥을 짚어내는 경우도 있다는 것이다. 근래에는 이러한 점들을 개선한다는 의미로 맥을 짚는 기기, 경락을 찾는 기기들을 개발해 사용하고 있다.

다른 검사 다 필요 없이 맥 하나 짚는 것만으로 환자 온몸의 상태와 병의 정체를 파악한다는 것이다. 간혹 팔을 쭉 내밀고, "난 아무 말 안 할 테니 네가 맥으로 한 번 다 맞춰봐" 하는 사람들을 만날 때는 매우 당혹스럽다. 물론 정말 엄청난 양의 경험과 훈련을 축적한 사람이라면 가능할 수 있겠고, 실제 그런 기록들도 있지만 실상은 의사가 환자를 진찰할 때 맥을 짚음과 함께 묻고, 보고, 듣고 한 것들을 종합해서 환자의 상태를 판단해내는 것이다. 그래서 전통의학에서는 망문문절을 강조하고 또 강조한다.

그렇기에 환자가 직접 진술하는 '주관적 증상'들은 전통의학이 병을 진단함에 있어 매우 중요한 단서들이 된다. 꾀병이 아닌 이상 환자가 그런 증상, 그런 느낌들을 얻게 되는 데는 반드시 그 원인이 있을 것이고, 그 원인을 밝혀낼 단서가 바로 환자 본인의 주관적 느낌들이라는 것이다. 현대의학이나 전통의학 모두 자신만의 장점과 단점이 명확한 우수하고 발달한 의학이다.

인간은 예로부터 자연을 이용한 질병의 치료와 예방법을 통해서 건강을 유지하고 장수를 누리는 법을 터득해왔다. 첨단 의학기술이 발달한 현대에도 민간요법은 사라지지 않고 있다. 한국에서는 복통이 일어나면 손바닥으로 배를 눌러 쓸어주고, 두통이 있을 때 관자놀이를 문지르는 등 오랜 세월에 걸친 경험에 의해 얻어진 것이 계속 전해 내려와 이를 기초로 간편한 민간요법이 복합적으로 이용되고 있다.

외국의 경우 말라리아가 만연했던 지역에서 키니네나무를 말라리아 치료제로 이용했으며, 태양열이 작열하는 지중해 연안에서는 피부를 보호하고자 올리브나무 기름을 개발했다.

민간요법의 유효성은 현대과학의 발전으로 하나씩 증명되고 있으나 근거가 없는 경우도 많다. 민간요법은 약물에 의한 것이 주를 이루며 간단한 자극요법도 있다.

현대의학과 전통의학 그리고 민간요법을 조합하여 인간 스스로 현대의학의 의료기술과 기기와 전통의학과 민간요법의 치료방법과 합병하는 단계가 필요하다. 이에 앞서 먼저 자연치유를 통한 치유방법이 선행되어야 하고 자연치유의 단계에서 민간요법, 전통의학, 현대의학으로 이어지면서 환자들을 단계적으로 치료할 필요가 있다.

현대의학의 정체성은 환원주의적 대증요법이다. 환원주의는 보이는 사물만 인정한다. 사람의 눈으로 본 적이 없거나 MRI 또는 CT, 초음파로 촬영된 적이 없는 영적인 세계 같은 것은 아예 존재 자체 아니 존재 가능성마저 인정하지 않는다. 관찰이 가능하지 않은 것은 모두 비과학적이라고 무시한다. 모든 것은 수학적으로 계량되고 분석 가능해야만 한다. 인류가 아직 볼 수 없는 것일 뿐, 먼 훗날엔 보게 될 수도 있다. 마치 지구가 둥글다는 것을 인류가 오랜 세월 동안 알지 못했던 것처럼 말이다.

우리 몸속에는 하루에도 수십만 가지의 생화학 작용이 일어난다. 우리가 컨트롤할 수 없는 영역에서 스스로 알아서 벌어지는 일들이다. 몸 전체 세포 수보다 더 많은 장내세균총을 거느리고 한데 모여 잘 살아가고 있다. 살이 찢어지면 아물고, 뼈가 부러지면 다시 붙고 하면서…. 이런 힘은 과연 어디서 오는 것일까?

과학은 DNA를 발견했고 좋아했지만 아직도 궁극적인 답은 얻지 못했다. DNA는 도대체 왜 그렇게 명령을 하는 건지 전혀 알지 못한다. 그러면서도 이처럼 생명을 탄생시키고 유지하는 보이지 않는 힘을 인정하지 않는다. 그러다 보니 몸은 스스로 치유되는 힘, 다시 원 상태로 복구되는 힘, 즉 자연치유력이 있다는 것도 인정하지 않는다.

대증요법(어떤 질환의 환자를 치료하는 데 있어서 원인이 아니고, 증세에 대해서만 실시하는 치료법)의 목적은 말 그대로 증상 완화일 뿐 근본적인 문제 해결이 아니다. 예를 들어 당뇨의 원인은 인슐린 저항인데 현대의학은 혈당에만 집중해서 혈당만 낮추려고 한다. 그것을 치료라고 한다. 환자가 당뇨 진단을 받아 당뇨약을 처방받게 되면 그 약은 당뇨를 고치려는 목적으로 처방된 것이 아니다. 앞으로 평생 먹으면서 혈당을 관리하는 약이다.

현대의학은 당뇨 치료를 이런 식으로 하고 있다. 혈압도 콜레스테롤도 암도 모두 마찬가지다. 고혈압이나 당뇨 같은 만성질환 대부분은 현대의학으로 근본적인 원인 규명이 어려운 질병이어서, 완치보다는 더 이상의 병증이 심화되거나 합병증이 발병하는 것을 막는 치료에 목적을 둔다는 것이다. 당뇨나 고혈압이 완치가 어려운 근본적인 이유는 음식과 생활습관에 원인이 있다. 그런데 음식이나 생활습관 개선은 치료로 여기지 않고 있다.

현대의학에서는 병을 완치하려 시도하거나 말만 꺼내도 '돌팔이' 내지는 '사기꾼' 소리를 듣기 십상이다. "무슨 병에는 무슨 약이다"라는 식으로 공식이 정해져 있다. 과거 장터를 떠돌던 약장수의 모습이다. 그렇게 훈련받았기 때문이다. 의사의 역할도 치료하는 치료자가 아니라 질병의 증상만 관리하는 관리자에 불과하다. 무엇으로? 반드시 약으로만, 그것도 제약회사의 처방약으로.

처음부터 이와 같이 편향된 의학의 한계를 알고 시작하는 의대생은 그리 많지 않다. 또한 이를 알고 병원에 가는 환자들도 많지 않다. 당뇨병 환자는 의사가 처방한 당뇨약을 복용하고 피검사 결과 정상 혈당이 나오면 의사는 관리가 잘되고 있다면서 좋아하고 환자는 의사의 말에 안심한다. 그러나 혈당만 관리되고 있을 뿐 시간이 지날수록 당뇨 상태는 점점 악화되어간다. 그러면서도 의사는 혈당관리에만 집중한다. 거기까지가 치료의 목적이기 때문이다.

그러나 현대에 들어와서는 자연치유의 필요성이 대두되고 있다. 음식·물·공기·수면·자세·운동·호흡 등이 모두 중요하지만, 역시 제일 중요한 것은 '몸 그 자체 상태'이다. 자연치유라고 하는 것은 앞서 말했듯이 본래 몸에 갖춰지고 있는 능력에 의한 것이기 때문에 몸 그 자체 상태가 충분한 능력을 발휘할 수 있는 상태에 있는지를 중요하게 여기고 있다. 몸 상태가 좋다면 갖춰지고 있는 능력을 제대로 발휘할 수 있겠지만, 나쁘면 충분한 능력을 발휘할 수 없는 것이 당연하다.

자연치유력을 충분히 발휘하기 위해서는 마음(뇌·신경), 면역계, 내분비계(호르몬을 분비하는 시스템) 등의 균형이 가장 중요하다. 유감스럽지만 현재 서양의학의 대증요법만으로는 진정으로 건강한 몸, 또는 질병의 회복에는 큰 도움을 받지 못하고 있다. 그저 처리(처치)에 급급하여 '몸 그 자체 상태'에 대해서 애매하게밖에 취급하지 않고 있는 것이 현실이다. 서양의학과 동양의 한의학 그리고 각종 보완 요법을 아우르는 새로운 자연치유학 개념의 통합의료를 통해 모든 치료의 중심을 의료인이 아닌 환자에게 둔다는 새로운 취지로써 사람의 건강을 지키고 생명을 살리는 일에는 학문 간의 장벽을 쳐놓는 일이 없어야 한다.

자연치유의 원리는 무엇인가? 정통의학인 서양의학은 병을 치유하려 생각하지 않는다. 다만 치료(Treatment: 처치, 처리)만 할 뿐이다. 의사의 역할은 환자가 잘못 알고 있는 의료지식을 제대로 지도해 줌으로써 환자 스스로가 병을 치유하게끔 지도하는 전문인이다. 자연치유학은 치유(Healing, Recovering)를 위해 인간의 내적 치유능력과 면역력, 조화력을 회복, 자극 등을 활성화하여 스스로의 힘으로 질병을 치유하게 지도하는 학문이다. 자연치유는 세 가지 원리를 근본으로 삼고 있다.

(1) 모든 형태의 질병의 원인은 하나다

인간의 그릇된 생활습관, 부적절한 식생활, 잘못된 몸 관리 등으로 여러 해 동안 꾸준히 축적되어온 체내의 오물과 찌꺼기로 질병은 발생하고, 또 근심, 과로, 무기력 등 온갖 심리적 위축에서 오는 중압감과 강박관념 때문에 발생한다고 믿는다.

(2) 인간의 육체는 아무리 혹사를 당해도 언제나 최선의 상태를 유지하기 위해 노력하고 있다고 믿는다

모든 급성 질병은 체내에 축적된 오물찌꺼기 등을 체외로 버리려는 신체의 자구 노력이라 믿으며 또한 모든 만성 질병은 급성 질병에서 나타나는 신체적 노력이 실패할 때에 나타나는 현상에 불과하다고 믿는다.

(3) 인간의 신체는 자체의 치유능력을 가지고 있다고 믿는다

모든 질병이 의사의 치료만으로 낫는 것이 아니라 자신의 치유능력 회복으로 낫는다고 믿는다. 자연치유는 증세의 완화가 치유목적이 아니고, 질병의 근본 원인을 제거하고 또 예방하는 데 목적이 있다.

자연치유의 과학적 근거는 인간의 몸에는 자연계로부터 주어진, 항상성(Homeostasis)을 갖추고 있다. 이 항상성의 원동력이 '자연치유'라고 하는 능력이다. 이 능력은 자신의 마음에 의해 솔직한 기분으로 행동하는 '자극적 행동'이라는, 무엇이 있어도 자신에게 플러스(+)로 작용한다고 하는 '플러스 사고'에 의하여 잘 나타난다. '자극적 행동', '플러스 사고'가 뇌의 긴장감을 풀게 하여 치유력의 원동력이 되는 활성화 호르몬을 많이 분비시켜서 치유능력을 높인다고도 생각하고 있다.

또한, 자연치유력은 유전자가 하는 일과 밀접한 관련이 있다는 것이 유전자의 연구로 증명되고 있다. 최근의 유전자 연구로부터 자연치유력은 유전자의 기능에 의해 '발병시키는 유전자'와 '발병을 억제하는 유전자'가 있는데, 발병을 억제하는 유전자의 기능이 강할 때에 치유력이 발휘된다고 한다. 그리고 유전자는 항상 몸에 직접적으로 일을 하고 있어서 생각할 때나 말할 때, 물건을 들어 올릴 때도 일을 하고 있다고 한다.

또한, 이 유전자가 일하는 데에는 마음이 깊게 관계하고 있고, 적극적인 마음 상태에 의해 좋은 유전자의 능력을 발휘하여 심각한 질병을 극복하거나 작업능률이나 사업을 성공시키거나 하는 등, 기적과 같은 힘을 발휘한다고 하는 연구보고가 있다.[1]

자연치유는 광범위한 범위로 심리적 검사와 치료, 심리적 안정을 위한 약용식물을 이용한 체질개선, 바른 육체를 유지하기 위한 연동운동과 카이로프랙틱으로 근육관리와 척추교정을 치료할 수 있으며, 체질개선을 위한 운동 처방을 할 수 있다. 따라서 사람을 치료하는 데 있어서 1차적으로 선행되어야 할 것이다. 이는 현재 미국, 일본 등 선진국에서는 시행되고 있다.

---

1) 강주성(2009), http://blog.naver.com/suung61

02
자연치유 교육학

자연치유는 인간이 태어나면 반드시 자연으로 돌아가기 때문이다. 그것은 모든 것이 자연에서 오며, 자연으로 해결할 수 있다. 자연치유 교육은 인간이 병이 생기기 이전에 자기관리를 잘하여 자신의 면역성을 강화시켜 질병으로부터 사전에 예방 의료에 있어서 기초적인 치유 교육이라고 할 수 있다.

그리고 자연치유 교육은 질병에 걸리기 전에 자연치유에 대한 기본 지식을 사전에 교육받음으로써 자연치유력을 가질 수 있는 운동, 식이요법, 건강생활 등을 사전에 실천할 수 있도록 도와주는 교육이다.

현대인들 대부분은 질병에 걸려야 병원을 찾는다. 그 이유는 자신의 몸을 돌보기보다는 생계유지가 우선이기 때문이다. 그러다가 암 같은 불치병에 걸리면 재산을 탕진하고 병원 신세를 지는 경우가 대부분이다. 그러기에 앞서 우리의 몸을 조금만 자연치유한다면 내 몸의 건강을 보다 좋은 상태로 유지할 수 있다.

자연치유 교육의 최종 목적은 병에 대한 치료의 기본으로 생체(生體)가 가지고 있는 방어 기능을 왕성하게 도울 수 있도록 사전에 자연치유에 대한 교육을 함으로써 건강을 증진시키는 데 있다.

자연치유 교육학은 자연과 인간 일체의 사상을 신체적 불균형을 치유하는데 적용하는 학문으로 인체는 자연의 일부로써 자연치유력을 가지고 있으며, 이 치유력으로써 신체의 이상을 극복할 수 있다고 본다.

현대의학은 치료의 주체가 의사가 된다. 그러나 자연치유학은 치료의 주체가 환자 자신이 되며 현대의학은 증상을 병으로 보고 증상을 없애는 데 주력을 하지만, 자연치유학은 증상을 병이 아니라 삶의 불균형을 일깨워 주는 메시지로 보고 그 불균형을 바로잡는 전일적(holistic) 접근 방법으로 심신을 함께 치유하는 의학이다.

자연치유학은 식이, 임상 영향, 동종요법(homepathy), 침, 약초, 수치료, 운동치료, 지압, 전기, 초음파, 광선, 향기(아로마테라피), 색채 등을 치료에 이용하는 물리치료, 약리학적 치료 등을 총 망라하는 총체적인 의학 치료를 말한다.

[표1-1]처럼 자연치유 교육학은 자연치유의 범위를 단순한 한방이나 현대의학의 범위를 넘어서 오감치유에서부터 자연과 정신치유까지 광범위한 치유교육을 포함하고 있다.

[표1-1] 자연치유 교육학의 범위

오감에 의한 치유		자연과 정신에 의한 치유	
구분	내용	구분	내용
눈	색채요법, 그림요법, 홍채학, 대자연 시각요법	공기 및 빛	일광욕, 맑은 공기와 음이온, 숲의 피톤치드에 의한 풍욕
귀	음악요법, 명상음악	물	미네랄 자연수, 게르마늄 약수
코	향기요법(아로마테라피), 호흡요법	마음	명상심리요법, 박수웃음요법, 긍정적 사고
입	식이요법, 단식요법, 해독요법, 효소요법, 약초요법	신앙 생활	종교적인 믿음(나눔, 봉사), 눈물요법, 최면요법
몸	운동요법, 온열요법, 요가요법, 뜸, 카이로프랙틱, 사혈요법	생활 습관	금주, 금연, 규칙적인 생활, 바른 자세

제2장

눈(시각)요법에 의한
자연치유

01 눈(시각)을 이용한 자연치유

01
눈(시각)을 이용한 자연치유

1) 색채요법

색은 생리·심리적으로 영향을 준다. 따라서 색은 인체에 많은 영향을 준다. 따뜻한 색깔은 신체 기능을 자극시켜 피곤한 몸을 충전시키고, 푸른색은 상처 치유에 도움을 준다. 이처럼 색이 치료 효과를 나타내는 원리는 색이 종류마다 고유의 파장과 수를 갖고서 에너지를 갖기 때문에 신체에 영향을 주어 몸속에 흐르는 기(氣)가 막혔을 때 그 부분에 특유의 파장을 일으키는 색채를 붙임으로써 기의 흐름을 원활하게 해 주기 때문이다.

서양에서는 치료에 있어서 먼저 색채요법이 치료 위주로 사용된 반면에 한의학에서는 주로 진단 위주로 발전되었다. 인체는 경락을 통해 내외가 하나의 통일체로 형성되어 있는데 인체에 나타나는 모든 현상을 망문문절이 사진을 통하여 체내의 생리 및 병리적 상태를 알아내려고 하였는데 인체의 피부에 드러나는 색채와 윤택 등이 색채요법이라고 할 수 있다. 이를 이용하여 오색을 각 장부의 치료에 응용하여 약물 치료 등에 적용했다.

망문문절이란 한방에서 환자를 진찰하는 방법인데 주로 망진(望診)과 문진(聞診), 문진(問診), 절진(切診) 등 진의 머리글자를 딴 것으로 사진(四診)이라고 한다.

시진은 눈으로 환자의 행동이나 정신상태, 안색, 혀의 색, 배설물의 색과 질, 양 등을 살펴보는 것이고, 문진(聞診)은 환자의 숨소리나 목소리 기침, 입이나 몸에서 나는 냄새, 대변의 냄새 등을 파악하는 것이다.

문진(問診)은 환자나 보호자를 통해 환자의 나이와 직업, 과거 질병 유무, 가족 중 같은 질병 내지는 중증의 질병 유무 등 주요 증상과 발병 동기, 치료, 자각증상, 생활습관 등을 물어서 체크하는 것이고, 촉진(절진)은 직접 환자의 몸을 만져보고 눌러보고 호흡, 맥박, 피부 상태, 한열 상태 등을 알아보는 것이다.

색채요법은 색을 통해서 혈액순환을 조절 가능하며, 혈압을 조절할 수 있어 혈압을 낮출 수 있고, 점액의 분비물을 자극하여 감기를 예방

[표2-1] 색채요법 치료 효과

색		치료효과
	적색	혈액순환 촉진, 교감신경계 활성을 활성화하여 신진대사 활발
	청색	염증을 가라 앉혀주는 성질과 근육과 혈관을 축소시키는 작용
	노랑색	운동신경을 활성화 근육에 사용되는 에너지 생성, 사고능력의 자극, 소화기능 개선
	보라색	정신 질환의 증상완화, 감수성 조절, 배고픔을 잊게 해줌
	녹색	균형과 조화, 항균작용, 암세포 파괴 보조
	주황색	몸과 마음의 밸런스를 맞추어 줌, 우울증 완화, 근육경련 완화
	남색	심리적 안정감, 이비인후과 질환, 통증 감소

할 수 있으며, 식욕을 조절해 주는 작용이 있어 비만 치료와 심장 활동도 편하게 할 뿐만 아니라, 뇌하수체를 자극해서 신장과 간 기능을 높여주고 인슐린을 낮추어 당뇨 효과에도 영향을 주며, 일시적인 편두통에도 효과를 준다.

2) 홍채를 통해서 건강진단

우리 몸에서 가장 정교하고 복잡한 뇌와 연결된 홍채를 10분 이내에 영상 촬영하여 최신 컴퓨터 프로그램에 의해 정밀하게 분석하여, 신체가 처한 상태와 각종 질환의 근본 원인을 알고 신체가 요구하는 것을 알 수 있으며, 자신의 체질을 가장 쉽고, 정확하게 알 수 있는 새로운 학문이 홍채학이다.

홍채 상의 색상과 구조상의 변화를 분석하여 신체 장부와 기관 조직의 건강상태, 신진대사 과정, 체질에 대한 감별과 질병의 회복 및 진행 등에 관한 상태를 판독하고 분석하는 방법인 것이다.

홍채학은 헝가리에서 태어난(1826) 이그낫츠 본 펙제리라는 어린 소년의 흥미로운 관찰에서 비롯되었다. 우연히 다리가 부러진 올빼미의 눈동자에서 한 가닥의 검은 선이 나타났다가 치료한 후 검은 선 대신 희고 구불구불한 줄이 생겨난 것을 발견하고, 그 후 의사가 되어 환자들의 질병과 홍채에 나타나는 표시들과의 관계를 연구하여 눈을 통한 진단을 시작하여 홍채학의 역사는 시작되었다.(1861년)

홍채학은 특별한 의료도구를 사용하지 않고 진단하는 자가 직접 눈을 보고 건강상태를 진단할 수 있다는 장점이 있다. 이러한 진단방법은 현대의학에서도 진단할 때 눈을 관찰하는 경향이 있다. 따라서 홍채를 통해 모든 질병의 근본 원인을 먼저 정확히 알고, 자체 면역력을 증강하여 회복을 위해 노력하면 일시적 치료가 아닌 완전한 치유가 될 수 있다.

홍채의 색상은 건강상태, 영양상태, 살아가는 환경, 스트레스에 의해서 각각 다르게 변한다. 그래서 태양열을 많이 받고 온난한 지역에 사는 사람은 갈색을 띠고, 북미쪽의 선선한 바람이 불고 멜라닌이 부족한 민족은 푸른색을 띠는 것이다.

홍채는 1억 2천만 개 이상의 신경절, 신경원들이 모여있는 아주 복잡하고 아름다운 장소이다. 홍채는 임신 9주부터 조직들이 돋아나기 시작하면서 만 6세까지 완성되며, 평생의 건강, 성격, 지능과 관계가 있다. 운동신경 등 모든 것이 만 6세 이전에 꼴지워지는 것이다.

홍채의 발생을 보면 4~6주에 시구(視溝, opticgrooves) 발생 → 6~8주에 중추신경 발생 → 소화기 계통의 일부와 내부 장(腸)들이 발생 → 9주쯤 손이 완성된다. 인체 발생학에서 보면 눈, 뇌는 동시에 발생하는 것으로 되어 있다. 홍채학은 병명을 진단하는 것보다 이 사람의 상태가 어떻다, 즉 '장이 내려앉아 있는 형이다, 좁은 형이다, 강체질이다, 약체질이다'처럼 인체의 독도법을 연구하는 것이라고 할 수 있다.

홍채 진단은 모든 문제가 시작되는 가장 초기, 즉 증상이 현실로 나타나기 전에 문제를 인지할 수 있으므로 이런 정보를 갖고 환자의 건강을 유지하기 위해 필요한 처치를 계획할 수 있게 된다. 그 결과 질병을 사전에 예방할 수 있다.

예를 들어 암 발생의 가능성이 있는 홍채는 홍채 전체의 색이 어둡다. 홍채 바깥 부분에 채내 혈액의 공급 부족으로 인한 산소 부족 현상으로 혈관 충혈이 나타난다. 특히, 위암 가능성이 있는 홍채는 위장 영역에서 부분적으로 위산과다와 위산저하가 있고, 흡수링의 모양이 불규칙하게 동공 쪽으로 드문드문 나타난다.

전통적인 진단기법과 치료방법만을 활용해서는 자신의 건강문제에 능동적으로 대처하는 것은 매우 어렵다. 현재의 몸 상태를 점검하는 데 있어서 홍채는 문제의 근원을 확인할 수 있는 가장 적합한 진단 지점이다.

신체 부의와 눈은 비슷하다. 왼쪽 눈은 왼쪽의 몸 상태, 오른쪽 눈은 오른쪽 몸의 상태를 나타낸다.

[표2-2] 홍채의 눈과 몸 간의 상관구조

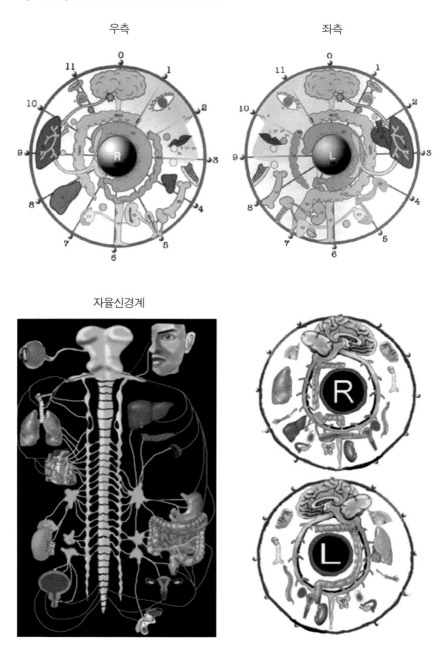

우측

좌측

자율신경계

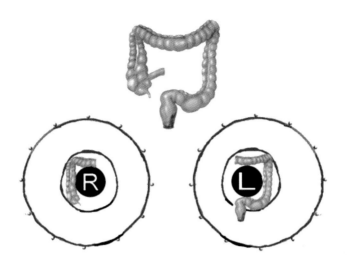

[표2-3] 홍채의 척추와의 관계

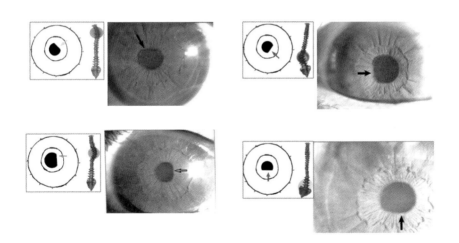

[표2-4] 눈의 골곡과 장의 관계

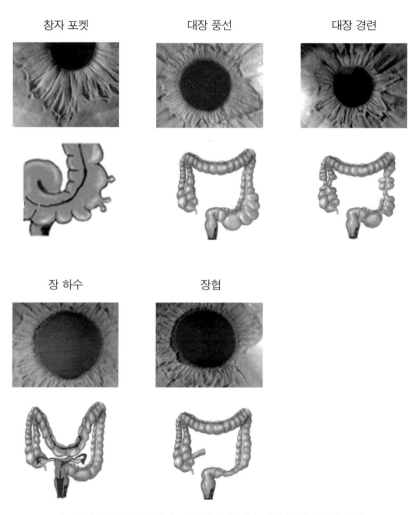

창자 포켓 대장 풍선 대장 경련

장 하수 장협

- 눈의 파여진 곳의 굴곡에 따라 장의 형태가 바뀜을 진단할 수 있음

[표2-5] 홍채의 체질과 질병 발생 요인과 질환 관계

체질 명	눈 사진	발생 요인 및 관련 질환
백테체질		• 혈액순환 장애 • 뇌, 심혈관계 질환
노인환체질		• 뇌혈관계 질환 • 50~60세 이후에서 주로 관찰 • 뇌 기능 저하 (기억력 감퇴 등)
풍장체질		• 배변 장애 • 대장염, 게실 • 자가중독 현상
착색체질		• 유전적 요인 • 약물 오남용 • 가공식품 과다섭취 • 장기 기능 저하
밭고랑체질		• 스트레스 과다노출 • 심인성 질환 • 만병의 근원
흑갈색체질		• 혈액 오염 • 고지방식 섭취 과다 • 염증 체질화-종양 체질화 • 장기 기능의 저하

제3장

귀(청각)요법에 의한
자연치유

01
음악치료

음악치료는 정신과 신체 건강을 복원(rehabilitation) 및 유지(maintenance), 향상(habilitation)시키기 위해 음악을 사용하는 것이다. 음악 치료사가 치료 환경 속에서 치료 대상자의 행동을 바람직한 방향으로 변화시키기 위한 목적으로 음악을 단계적으로 사용하는 것이다.

음악치료의 목적은 장애나 질환을 갖고 있는 사람들의 증상이나 기능의 저하를 조금이라도 완화시키고, 그 사람들이 당하고 있는 고통이나 번뇌를 될 수 있으면 경감시켜 주는 것이다. 충분한 사회적 경험이나 훈련이 쌓이지 않은 상태에서 발병한 조현병 환자의 경우에는 병세가 어느 정도 호전된 뒤에 복귀를 목표로 하는 단계가 되어도 자립을 위한 생활 기술이나 대인 관계의 구체적인 기능을 체득하지 못하는 경우가 많다. 이런 경우 생활 기술을 체득시키는 것도 음악요법의 빠질 수 없는 훈련 과제의 하나가 된다. 음악치료를 통하여 불필요한 걱정이나 불안을 피할 수 있고, 사회 적응이 양호해져서 재발도 예방할 수 있다.

음악이 몸과 마음에 주는 효과를 이용하여, 치료의 보조 수단으로 음악을 들려주거나 연주하게 하는 치료 방법으로 정신 질환자들에게 가장 먼저 사용되었고 이어서 정서장애, 학습장애, 정신지체, 신체장애, 감각장애, 발달장애 환자들에게 활발히 적용되고 있다. 또한 노인성 질환자와 치매환자들도 음악치료의 대상이 되고 있다. 근래에는 신체적인 질병을 앓고 있는 환자들의 통증의 경감과 면역 증강 또는 병으로 인한 심리적 문제들의 해결과 심리적 지지를 위해 사용하고 있다.

음악의 요소로는

① 주파수(진동에 의해 생김: 고저) : 빠른 진동(고음)은 강한 신경 자극을 일으키고 느린 진동(저음)은 이완적 효과를 가져 온다.

② 세기, 강도(진동의 진폭에 의존: 강약) : 갑작스런 큰 소리는 공포와 불안을 일으키고, 날카로운 소리는 긴장과 고통을 느끼게 하고, 커다란 음량은 방어적 효과를 가져 오고, 부드러운 음량은 친밀감을 줄 수 있으며 안전한 분위기를 조성한다.

③ 음색은 순수한 미감적 요소로서 음악에 있어서 두드러진 요소 중 하나이다. 음색에는 신비스런 힘이 있다. 아름다운 소리가 갖는 감각적 성질은 그것을 향유하기 위한 아무런 노력이나 교육도 필요로 하지 않는다.

④ 음정(멜로디와 화음을 만든다) : 두 음 사이의 거리에 의거하며 음높이와 관계가 있다. 음정의 계열에 따라 상쾌하게 들릴 수도 있으며, 정서적으로 온화한 느낌을 일으켜 행복감을 조장하고 감정을 흥분시키거나 슬프게도 한다.

⑤ 지속성(리듬과 템포를 만든다: 빠르게) : 리듬은 음악의 가장 근본적이고 동적인 요소로서 그 자체가 규율적이고 강렬하여 활기와 질서를 갖게 한다. 일정한 리듬은 평화롭고 안정된 느낌을 주며 반복적이거나 강박적인 리듬은 심리적으로 우울함을 줄 수 있고 점

점 느려지는 완만한 속도의 반복적 지속음은 의식을 감소시킬 가능성이 있다. 리듬은 또한 사람들을 하나로 연합시켜 준다.

최근 대뇌 생리학에서 연구 발표한 음악의 생리적인 작용으로는 다음과 같은 효과를 주는 것을 알 수 있다.

① 음악을 들음으로써 대상자의 맥박이 촉진된다.
② 음악은 심장이나 위 등의 순환기나 소화기 계통에 강한 영향을 준다.
③ 음악은 특히 신경계통, 호흡기와 관련이 깊다.
④ 음악은 분노와 증오의 감정을 생리적으로 진정시키는 효과가 있다.
⑤ 음악은 생리적으로 스트레스를 해소시키는 작용이 있다.

02
명상요법

1) 명상이란?

명상이란 생각과 마음을 비워 무념무상의 상태에서 고요히 쉬는 것이다. 아무것도 생각하지 않으나 정신은 맑게 깨어있는 상태다. 명상은 몸, 마음, 정신 모두 쉬는 것이다. 모든 육체 활동을 멈추고, 마음과 정신 활동을 멈추고 평안히 쉬는 것이다. 긴장을 완전히 풀고 마음을 텅 비워 가슴을 푸른 하늘처럼 활짝 여니 마음이 쉬는 것이다. 또, 번뇌, 잡념을 떨치니 정신이 쉬는 것이다. 완전히 쉬되, 맑게 깨어서 쉬는 게 잠자는 것과 다르다. 잠잘 때는 잠재의식 속의 온갖 감정과 생각이 활동하니 잠보다 더 완전한 휴식이라 볼 수도 있다.

고요히 쉬면서 맑게 깨어 내면을 바라보기 때문에 이 명상 수행을 불교에선 '지관', 혹은 '묵조'라 일컫기도 한다. 지관이란 생각과 마음의 움직임을 그치고 깨어서 바라본다는 뜻이다. 묵조란 고요한 가운데 내면을 비춰본다는 의미인데 결국, 같은 말이다.

맑게 깨어있는 상태가 중요한데, 깨어있지 못하고 몽롱한 상태를 '혼침'이라 부른다. 혼침의 상태에서는 잠재의식 속의 감정과 번뇌가 발동한다. 그래서 혼침에 빠지는 것을 경계한다.

온전하게 쉬면서 맑게 깨어있는 무념무상의 상태를 유지하는 명상 수행을 자꾸 하다 보면, 내 안의 참 성품(마음), 참 정신, 참 생명력이 살아난다. 그러면서 깊숙이 숨어 있던 참 '나'의 모습을 드러낸다. 이리하여 참 '나'로 사는 깨달음에 이르게 되는데 이것이 명상수행의 핵심이라 할 수 있다.

2) 명상요법

명상은 조용히 자신의 마음에 귀 기울여 높은 수준의 자각을 이룸과 동시에 내면의 평안에 도달하게 해준다. 당신이 언제 어디에 있든지 명상을 할 수 있다. 명상이 당신에게 일어나고 있는 일과 상관없이 평안과 평화를 느낄 수 있게 해준다는 사실은 자명하다. 이 글을 읽고 나면, 당신은 명상이 어떤 행위인지 알게 될 뿐만 아니라 깨달음과 축복으로 가득 찬 여행을 시작하게 될 것이다.

(1) 명상 준비

조용한 장소를 고르라

명상은 고요하고 조용한 장소에서 행해야 한다. 그래야 잘 집중할 수 있고 외부의 자극으로 자기 자신에게 끝도 없는 질문 공세를 펼치지 않게 된다. 5분이든 30분이든 명상하는 동안에는 어떤 것에도 방해받지 않을 수 있는 장소를 찾아야 한다. 그 장소가 꼭 넓어야 되는 것은 아니다. 큰 옷장에서 사무실까지 사적인 공간이면 그 어디든지 명상을 위한 장소가 될 수 있다.

명상을 처음 시도할 때 가장 중요한 것은 가능한 한 모든 외부 방해 요소들을 없애는 것이다. 텔레비전과 전화 등 소음을 유발할 수 있는 모든 가전제품은 끈다. 음악을 듣고 싶다면 집중력을 흐트러지지 않게 하기 위해서 가능한 고요하고 반복적이면서 잔잔한 곡조의 음악을 고르는 게 좋다. 또, 작은 분수를 작동시키는 것도 좋은데 흐르는 물의 소리가 사람을 차분하게 만들어 주기 때문이다.

명상하는 장소가 꼭 쥐 죽은 듯 조용할 필요는 없다. 그러니 귀마개를 착용할 필요까지는 없다. 윗집에서 청소하는 소리나 개가 짖는 소리가 난다고 해서 효과적인 명상을 할 수 없는 것은 아니다. 사실, 진정으로 성공적인 명상은 주변의 소음을 인식하고는 있으나 그 소음이 자신의 생각을 점령하지 못하게 하는 힘을 기르는 데 있다.

밖에서 명상을 함으로써 효과를 보는 사람들이 많다. 혼잡한 도로 근처나 소음이 많은 장소가 아니라 나무 아래나 정원의 무성한 풀에 앉아서 명상을 하면 더 평안을 얻기 쉽다.

최대한 편한 복장을 입어라

우리가 명상을 하는 가장 중요한 이유 중 하나는 마음을 평안하게 하고 외부요소를 차단하는 것이다. 그런데 꽉 끼는 옷이나 몸의 움직임을 제한하는 옷을 입으면 신체가 불편해지고 그러기 힘들어진다. 그러므로 명상을 할 때는 헐렁한 옷을 입고 신발도 가급적 신지 않도록 한다.

다소 기온이 낮은 장소에서 명상할 때는 스웨터나 가디건을 입는다. 춥다고 느끼면 그 생각에 사로잡히고 명상을 빨리 끝내고 싶어지기 십상이다. 명상장소가 사무실이거나 쉽게 옷을 갈아입을 수 없는 곳이라면 가능한 한 편안한 상태가 되도록 하라. 신발이나 재킷을 벗고 셔츠나 블라우스, 벨트를 풀어준다.

명상 시간을 정하라

명상을 하기에 앞서 먼저 얼마나 오랫동안 명상할 지를 정해야 한다. 노련한 사람은 하루에 20분 정도 명상하는 것이 좋으나 시작단계에는 하루에 5분 정도 하는 것이 좋다.

아침에 15분, 점심에 5분과 같이 매일 똑같은 시간에 명상한다. 어떤 시간을 택하든지 그 시간이 당신의 일상 속에 녹아들게 하라. 시간을 정하면 끝까지 지킨다. 당장 명상의 효과가 나타나지 않는다고 해서 포기하지 마라. 성공적인 명상을 하려면 많은 시간과 노력이 필요하다. 가장 중요한 것은 명상을 계속하는 것이다.

명상 시간을 계속 확인하고 싶더라도 지속적으로 시계를 들여다보면 명상에 아무런 도움이 안 된다. 그 대신에, 사소한 일상을 명상 시작과 끝을 알려주는 경보음으로 생각하라. 가령 파트너가 일어나는 시간이나 벽면 어떤 지점에 언제 빛이 들어오는지를 파악해 이용할 수 있다.

스트레칭을 하라

명상 시에는 일정 기간 동안 한 자리에만 앉아 있어야 하므로 시작하기 전에 긴장을 최소화하는 것이 중요하다. 몇 분 동안 가볍게 몸을 스트레칭해주면 긴장을 완화시켜 주고 몸과 마음이 명상할 준비를 하도록 돕는다. 이 뿐만 아니라 마음의 안정을 찾지 못하고 아픈 부위에만 집중하는 것을 방지해 준다. 특히, 컴퓨터 앞에서 장시간 앉아있다면 목과 어깨를 스트레칭해주는 것이 좋은데 등 아래쪽도 예외가 아니다. 다리를 스트레칭을 하되 특히 안쪽을 스트레칭해주면 가부좌로 명상을 할 때 도움이 된다.

편안한 자세로 앉아라

위에서 언급했듯이 명상하는 동안에는 명상가가 편안한 상태에 있는가가 매우 중요하다. 그래서 필수적으로 자신에게 맞는 자세를 찾아야 한다. 가부좌와 반가부좌 자세 등 명상은 전통적으로 땅에 방석을 깐 상태에서 행해져 왔다. 만약 다리, 엉덩이, 등의 아랫부분이 매우 유연하지 못하면 가부좌를 했을 때 등 아랫부분이 굽어지고 척추 주위의 몸통이 균형을 잡을 수 없게 된다. 최대한 당신이 등을 곧게 펴고 머리를 들 수 있는 균형 잡힌 자세를 취하는 것이 좋다.

다리를 꼬지 않고서 그냥 방석이나 의자, 명상 벤치에 앉을 수도 있다. 척추가 몸무게를 견딜 수 있는 지점의 중심에 자리 잡기 위해서는 앞으로 기울어질 수밖에 없다. 골반을 올바른 위치로 기울어지게 하기 위해서는 딱딱한 방석의 앞 가장자리에 앉거나 의자의 뒷다리 아래쪽에 3~4인치(7.6~10.2cm) 두께의 무언가를 받쳐둔다. 명상용 벤치는 주로 기울어진 모양이다. 명상용 벤치가 아니더라도 의자 아래 무언가를 받쳐주면 0.5인치에서 1인치 정도 기울어지게 할 수 있다. 가장 중요한 것은 편안한가, 진정이 되는가, 몸이 균형을 이루어서 척추가 상반신의 모든 체중을 지탱할 수 있는 가이다.

골반을 앞쪽으로 기울인다. 그다음에는 바닥부터 시작해 척추뼈를 곧게 세운다. 그러면 최하단의 척추뼈부터 최상단의 뼈까지 균형이 잡히고 몸, 목, 머리의 모든 체중을 지탱 가능하다. 자신의 몸을 완전히 편안하게 유지시켜 주는 그런 자세를 찾는 데는 많은 노력이 수반되나, 그렇게 하면 균형을 유지하는 데는 별 노력을 기울이지 않아도 된다는 이점이 있다. 긴장감을 느낄 때마다 긴장되는 부분을 풀어줘야 한다. 몸을 곧추 세운 상태에서는 긴장을 풀 수 없다면 자세에 흐트러진 부분은 없는지 확인하고 다시 몸의 균형을 잡도록 애써서 그

부분을 풀어주는 게 좋다.

전통적으로 손은 손바닥이 위쪽으로 오게 하여 무릎 위에 두는데 오른손이 왼손 위에 있어야 한다. 또는, 그냥 오른손을 무릎 위에 놓거나 오른쪽이든 왼쪽이든 옆쪽에 늘어뜨려 놓아도 좋다.

눈을 감아라

눈을 뜨고 하든 감고 하든 명상하는 데 큰 지장은 없지만 시작단계에 있는 명상가라면 눈을 감은 채 하는 것이 좋다. 이렇게 하면 외부로부터 오는 시각적 자극을 차단해 마음을 편안하게 할 때 방해받지 않을 수 있다.

숙련된 명상가의 경우에는 눈을 뜨고 명상해도 무방하다. 만약 당신이 명상 중에 눈을 감은 채로 자거나 지나치게 집중하는 경우, 많은 생각이 떠올라서 방해를 받는 경우(극소수의 사람들에게만 나타나는 현상)라면 눈을 뜨고 명상하는 게 더 좋다.

눈을 뜨고 명상하는 경우에는 눈을 '편안하게' 만들어야 한다. 즉 특별히 어떤 것에 주의를 기울이지 않는다. 그러나 무아지경에 빠지고 싶지 않다면 당신의 목표는 편안함을 느끼려고 노력은 하되 방심하지 않는 것이다.

(2) 명상 수련

호흡을 따른다. 모든 명상법 중에서 가장 기본적이고 보편적인 방법으로 통하는 호흡명상으로 수련을 시작한다. 배꼽 위의 한 지점을 골라서 그곳에 온 마음을 집중시킨다. 숨을 들이쉬고 내쉴 때마다 복부가 올라갔다 내려갔다 하는 것을 느껴보라. 의식적으로 호흡의 패턴을 바꾸려고 노력하지 않고 그냥 편안하게 숨 쉰다.

오직 호흡에만 집중한다. 절대로 '생각'이 끼어들거나 호흡에 대해 판단(예를 들어, 이번 호흡이 전의 호흡보다 짧다)을 해서는 안 된다. 오직 호흡을 느끼는 데 집중하라.

명상을 할 때 배꼽 위에 동전이 하나 올려져 있고 그 동전이 숨을 쉴 때마다 오르락내리락한다고 상상하거나, 호흡을 할 때 바다에서 떠올랐다 잠겼다 하는 부표를 떠올리고 들숨마다 자신의 복부에서 꽃을 펴는 연꽃이 있다고 생각하면 많은 도움이 된다. 마음이 어수선해져도 걱정할 필요 없다. 당신은 초보 명상가일 뿐이고 무엇이든 숙련되기 위해서는 많은 수련이 필요한 법이다. 그럴 때는 그냥 다시 자신의 호흡에 집중하고 생각을 비우려고 노력하면 된다. 떠오르는 생각은 그냥 흘러가게 둔다.

(3) 마음을 비운다.

<u>명상을 위해서는 한 가지에만 집중한다</u>

초보 명상가의 경우에는 기도나 명상을 할 때 외는 주문에 해당되는 만트라나 눈에 보이는 물체와 같이 하나에 집중하려는 노력을 하면 좋다. 숙련된 명상가는 마음을 완전히 비우려고 노력한다.

<u>만트라를 반복한다</u>

만트라 명상법은 마음이 고요해지고 깊은 명상 상태로 들어갈 때까지 만트라(소리, 단어, 문구 등)를 계속 반복하는 명상법이다. 기억하기 쉬운 것이면 어떤 것이든지 만트라로 사용할 수 있다.

만트라로 '하나', '평화', '고요', '평온'과 같은 단어들을 쓰는 것도 좋은 방법이다. 만약 좀 더 전통적인 만트라를 원한다면 '편재적 의식'을 뜻하는 '옴'이나 '존재, 의식, 환희'를 상징하는 '샷, 칫, 아난다'라는 문구를 사용해도 된다. 산스크리트어로 만트라는 '마음의 도구'라는 뜻이다. 만트라가 마음속에 지각변동을 일으키고 생각을 차단시켜 더 심오한 의식 단계로 나아갈 수 있게 한다는 것이다.

명상을 할 때, 조용히 만트라를 읊조리면서 마음속에서도 그 단어나 문구를 되뇐다. 집중력이 떨어져도 걱정하지 말고 다시 집중하려고 노력하면서 만트라를 반복해준다. 더 깊은 의식세계로 진입한 후에는 더 이상 만트라를 외우지 않아도 상관없다.

눈에 보이는 단순한 물체에 정신을 집중한다

만트라를 사용했던 것처럼, 눈에 보이는 단순한 물체를 이용해 마음을 채우고 더 심오한 의식 수준에 도달할 수 있다. 이런 방식은 눈을 뜨고 하는 명상법으로 많은 사람들이 무엇인가를 응시하면서 집중해야 할 때 이 명상법을 사용하는 편이다.

사용하고자 하는 물체는 어떤 것이 되어도 상관없지만 양초의 불꽃이 많이 쓰이는 편이다. 크리스탈, 꽃이나 부처와 같이 신성한 존재의 사진이나 조각상을 이용해도 무방하다. 물체는 눈높이에 두는데 그렇게 하면 그것을 보기 위해서 머리나 목에 압박을 줄 필요가 없다. 그런 후에 주변 시야는 어두워지고 그 물체만 눈에 들어올 때까지 계속 응시해준다. 그 물체에만 집중하게 되면 그 어떤 자극도 사라지고 마침내 깊은 평온을 느끼게 된다.

시각화를 수련한다

시각화는 또 다른 유명한 명상법 중 하나로 마음속에 평화로운 장소를 만들어내서 완전한 고요에 도달할 때까지 그곳을 탐사하는 것이 특징이다. 그 어느 곳이든 시각화 장소가 될 수 있다. 하지만, 완전히 실재해서는 안 되며 독특하면서도 개인적인 장소이어야 한다.

그 장소는 따뜻한 모래 해변이나 꽃이 만발한 초원, 조용한 숲이나 맹렬한 불꽃이 타오르고 있는 편안한 거실이 될 수 있다. 어떤 곳을 택하든 자신만의 공간으로 만드는 것이 중요하다. 자신만의 공간에 들어섰다면 그곳을 탐험한다. 환경을 만들어낼 필요는 없다. 이미 모든 것이 거기 존재한다. 이제는 그것들이 마음의 중심에 오게 하라. 눈에 보이는 광경과 소리, 냄새를 끌어넣는다. 예를 들어, 기분 좋은 산들바람이 얼굴에 스치거나 불꽃의 열기가 몸을 데워주는 상상을 한다. 그곳을 즐기되 자연스럽게 확장되고 실재와 같은 곳이 되도록 해야 한다. 그곳을 떠날 때는 숨을 깊게 들이마시고 눈을 뜬다.

명상을 할 때, 동일한 시각화 장소로 언제든지 돌아갈 수도 있지만 새로운 공간을 만들어도 된다. 독특하면서도 자기 자신의 개성을 담고 있는 곳이라면 그 어떤 곳도 상관없다.

바디스캔을 한다

바디스캔은 몸의 각 부분에 차례대로 집중하고 의식적으로 이완시켜주는 방법이다. 이 방법은 몸의 이완을 도울 뿐 아니라 마음을 편안하게 해준다.

눈을 감고 몸의 어느 부분에서 시작할 것인지 정한다. 주로 발가락에서 시작하는 경우가 많다. 발가락에서 느껴지는 느낌에 집중하고 수축된 근육을 이완시켜 긴장감을 해소한다. 발가락의 긴장이 완전히 풀리면, 이번엔 발의 긴장을 푼다. 몸을 따라서 행하되 발부터 종아리, 무릎, 허벅지, 엉덩이, 배, 가슴, 등, 어깨, 팔, 손, 손가락, 목, 얼굴, 귀, 정수리까지 아래에서 위로 행한다. 원하는 만큼 이완해 준다.

몸의 각 부분의 이완이 끝나면, 몸 전체에 집중하고 고요함과 해방감을 느낀다. 명상을 끝내기 전에는 몇 분 동안 호흡에 집중한다.

마음 차크라 명상을 한다

마음 차크라는 일곱 차크라 중 하나로 몸 안에 위치하고 있는 에너지의 중심부이다. 마음 차크라는 가슴의 중앙에 있으며 사랑, 연민, 평화, 수용과 관련이 있다. 마음 차크라는 이런 감정을 다루면서 그것들을 세상으로 내보내는 명상법이다.

눈을 감고 양손의 손바닥을 비벼 온기와 에너지를 만들면서 시작한다. 그런 후에 오른손을 마음 차크라가 위치한 가슴의 중앙에 올리고 왼손을 그 위에 올린다. 숨을 뱉을 때 심호흡을 하고 마음 차크라를 진동하게 하는 '얌'이라는 단어를 말한다. 그렇게 할 때는 가슴으로부터 손바닥으로 전해지는 밝은 그린에너지를 상상한다. 그린에너지는 사랑이나 삶 혹은 그 순간에 당신이 느끼는 모든 긍정적인 감정을 나타낸다. 준비가 되면 손을 떼고 손바닥에서 그린에너지가 빠져나가 사랑하는 모든 것과 세상에 사랑이 전해질 수 있도록 한다.

안에서부터 몸을 느껴라. 당신의 몸에서 팔과 다리와 같은 곳에 모여 있는 에너지가 느껴지는가? 느껴지지 않아도 괜찮다. 하지만 우리가 어떻게 몸의 각 부분을 움직일 수 있는지 생각해봐야 한다. 바로 모여 있는 에너지로 인해 가능한 것이다. 에너지가 현재의 나에게만 좋은 것이 아니라 미래의 나의 '실재'와도 연관되어 있다는 사실에 집중한다.

걷기명상을 하라

걷기명상은 발의 움직임을 관찰하거나 몸과 땅이 어떻게 연결되어 있는가를 알아보는 대안적인 명상법이다. 만약에 오랫동안 앉아서 해야 하는 명상을 할 계획이라면 그것을 취소하고 걷기명상을 하는 것도 좋은 생각이다.

가능한 한 방해요소가 거의 없는 조용한 장소를 선택한다. 그렇게 넓을 필요는 없지만 최소한 직선으로 일곱 걸음은 나아가서 방향을 바꿀 수 있는 정도는 되어야 한다. 되도록이면 신발은 벗는다.

양손은 마주 잡고 머리를 들고 앞을 똑바로 응시한다. 느리고 신중하게 오른발을 내디뎌라. 발에서 느껴지는 감정은 잊고 움직임 그 자체에 집중하려고 노력한다. 첫 번째 걸음을 내딛고 다음 걸음으로 옮겨가기 전에 잠깐 멈춘다. 언제든지 한 걸음씩 행해야 한다.

마지막 걸음을 걷고 난 후에는 양발을 나란히 모으고 완전히 멈춰선다. 그런 후에 오른발로 중심을 잡고 돌아선다. 같은 방법으로 반대편으로 걸어간다.

호흡명상을 할 때 오르락내리락 하는 호흡에만 집중했듯이 걷기명상을 하는 동안에는 오직 발의 움직임에만 초점을 둔다. 마음을 비우고 발과 그 아래 땅이 어떻게 연결되어 있는지에 집중한다.

3) 일상 속에서 명상하기

일상 속에서 마음챙김 명상을 하라. 어떤 특정한 시간 동안에만 명상을 할 수 있는 것은 아니다. 일상에서도 충분히 가능하다.

예를 들어, 스트레스를 받을 때마다 몇 초간 오직 호흡에만 집중하고 부정적인 생각과 감정을 비우기 위해서 노력할 수 있다. 음식을 먹을 때에도 마음챙김 명상을 할 수 있다. 음식에 집중하고 음식을 먹을 때 드는 감정과 경험을 늘 인식한다. 당신이 컴퓨터를 하든지 바닥을 닦는 일상생활에서도 늘 몸의 움직임을 생각하고 그 순간에 어떤 감정이 드는지에 집중한다. 이렇게 하면 언제나 마음챙김 명상을 할 수 있다.

건강한 삶의 방식을 따르라

몸에 좋은 음식을 먹고 운동하며 충분한 수면을 취하라. 건강한 삶의 방식을 따르면 더 효과적이고 유익한 명상을 할 수 있다. 또한, 명상 전에 텔레비전을 너무 많이 보거나 음주나 흡연을 심하게 하지 말아야 한다. 이런 행동은 마음을 마비시키고 성공적인 명상에 필요한 집중력의 저하를 가져올 수 있기 때문이다.

정신적 고양을 돕는 책을 읽어라

모든 사람들에게 효과가 있는 것은 아니나 정신적 고양에 도움이 되는 책이나 성서를 읽으면 명상에 대한 이해가 깊어지고 내적 평화와 영적 이해를 위한 노력도 깊어진다.

달라이 라마의 「심오한 마음 : 일상생활에서 지혜 기르기」, 제인 로버츠의 「개인적 실재의 본질」, 에크하르트 톨레의 「새로운 지구」, 도날드 알트만의 「당신의 영혼을 깨우는 1분」과 같은 책으로 시작하는 것이 좋다. 이런 책이 아니더라도 이와 비슷한 내용에 지혜로 가득 찬 글이라면 그 어떤 것이든 사용 가능하다. 명상할 때 글에 대해 성찰해 본다.

인도 명상수업을 듣는다

만약 집에서 명상을 하는데 어디서부터 시작해야 할지 모르겠다면 전문가가 있는 인도 명상수업을 듣는 것도 좋다. 대부분의 명상수업에서는 다양한 종류의 명상을 다루지만 명상프로그램에 참여해 자신에게 맞는 명상법을 찾을 수 있는 기회를 갖는 것도 좋다.

명상은 여행과 같다는 것을 명심하라. 명상의 목적은 마음을 진정시키고 내적 평화를 얻어 결국에는 '실재'라고 불리는 더 높은 영적 차원에 도달하는 것이다. 그러나 요가 수행자나 수도사가 경험하는 의식 수준에 도달하기 위해서는 수년이 걸린다는 사실을 항상 인지하는 것이 더 중요하다. 이것은 그렇게 큰 문제가 아니다.

명상은 등산과 같다. 깨달음이라는 길을 따라 한 걸음씩 옮길 때마다 정상에 가까워진다. 명상을 시작하고 나면 명상의 질에 대해서는 지나치게 걱정하지 않아도 된다. 당신이 예전과 비교해 더 편안하고 행복하거나 평화와 가까워졌다면 명상이 성공적이었음을 알게 될 것이다.

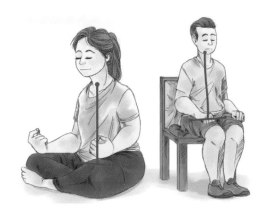

03
명상의 효과

1) 자율신경조절의 부교감신경의 활성화

자율신경계 안정, 심신의 이완과 편안함 유도, 심장박동, 뇌파의 안정, 근육의 이완, 신진대사의 원활 효과를 준다. 유익한 신경전달물질, 호르몬의 변화로 스트레스 호르몬인 코르티졸 감소, 세로토닌 분비 촉진, 도파민 증가, 옥시토신 분비를 촉진시켜 부교감신경의 활성화 효과를 준다.

2) 면역성 강화

면역계의 정보소통을 막거나 둔감하게 하는 코르티졸 감소, 암세포를 죽이는 등 자연살해 세포라고 하는 Natural Killer 세포를 활성화시켜 더 많은 면역세포를 생성하고, 항체 생성이 활발, 혈관을 확장하고 피를 맑게 유지하며 다양하게 강화하는 산화질소 분출 효과가 있다.

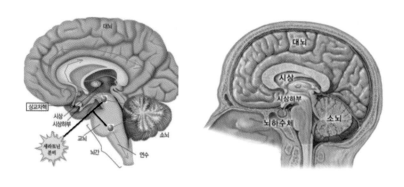

3) 긍정적인 뇌의 물리적 변화

대뇌피질의 활동의 억제하여 안정화 : 잡념과 감정동요 감소 ; 정서
적 안정, 회백질의 증가로 정보처리 활발 : 정보처리 능력 확대,
대뇌피질의 두께 강화 : 노화억제, 정보처리 활발 효과가 있다.

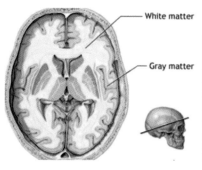

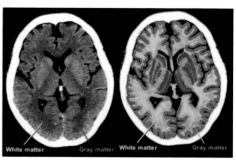

4) 안정적 뇌파의 변화

알파파, 세타파 증가로 안정, 이완, 명역, 창의적 생각, 통찰, 기억력을 증가시키고, 세타파와 함께 산화질소 분출하여 혈관확장, 기억과 학습, 도파민-엔도르핀 촉진시키고, 성적 통증의 감소로 통증에 민감한 베타파 상태보다 통증조절 효과 등이 있다.

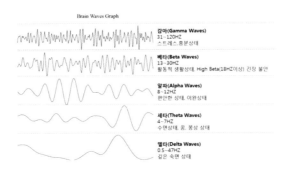

5) 뇌 활성도에 따른 주의 집중과 조절능력 강화

전측대상피질 기능을 향상시켜 주의집중, 충동조절, 의사결정을 돕고, 주의력을 관장하는 뇌간의 망상체 활성화 배외 측전전두엽 활성화로 공감, 주의조절, 목표와 계획 활동, 이타적 활동에 효과가 있다.

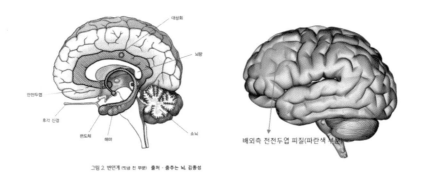

그림 2. 변연계 (뇌내 진 부분) 출처 · 춤추는 뇌. 김종성

제4장

코(호흡)에 의한
자연치유

01
향기요법

　방향성 정유를 흡입제로 사용하거나 마사지에 사용하여 스트레스를 완화하고 피부 증상을 치료하는 방법으로 사람의 기분이나 행동에 변화를 주거나, 신체적·정신적·정서적 건강과 행복을 증진하기 위하여 사용된다.

　향기요법의 장점은 두통약, 해열제처럼 잡다하게 갖춰야 하는 여러 가지 가정상비약을 대신해서 모든 용도에 간단하게 사용할 수 있다는 간편성이다.

　이외에도 향기요법은 복잡한 감정을 조절하여 우울증에 빠지지 않게 하고, 신체 기능을 균형있게 회복시켜 주며, 성 기능을 강화하여 건강한 성생활을 유지토록 해준다.

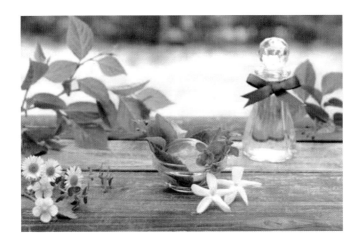

피부미용 효과 역시 빼놓을 수 없는 향기요법의 한 분야다. 아로마를 응용한 향수와 화장품은 이미 많은 사람들로부터 사랑을 받고 있으며, 주변 환경을 일순간에 바꾸는 방향 효과 측면에서도 아로마는 탁월한 효과를 보이고 있다.

아로마 향유는 온갖 질병과 증상에 적용할 수 있다. 예를 들면 근육통증이나 류머티즘관절염 등의 통증 치료, 소화 장애, 여성 질환, 생리 장애, 폐경기 장애, 산후 지리병, 피부 질환, 혈액 장애, 임파선 순환 장애, 방광염, 감기, 인후염, 기관지염 같은 감염 증세, 면역기능 장애, 내분비 기능 장애 등에서부터 특이성 질환은 물론, 최근에는 항암 치료와 신투석, 방사선 치료 중에 생길 수 있는 부작용을 줄이는 데 사용되고 있다. 이처럼 아로마는 인간의 환경과 생활에 변화를 줄 뿐 아니라 질병 치료에까지 그 영역을 넓혀가고 있다.

아로마의 이 같은 치료 효과는 의학적 실험으로도 검증이 계속되고 있다. 이제 아로마는 단순한 대체요법의 차원을 넘어 현대인들의 생활 깊숙이 자리 잡으며 함께 호흡하고 작용하는 생활 그 자체가 되고 있다.

현대사회에 들어서 생활환경이 복잡해지고 기계화되면서 발생하는 인위적인 변화들은 현대인에게 적지 않은 스트레스와 강박관념을 심어주는 결과를 낳고 있다. 현대인은 수많은 질환을 호소하고 있고, 그에 따른 갖가지 질병과 직결되는 치료법, 예방 차원의 약제나 요법들 역시 난무하지만, 치료 효과 만큼이나 다양한 부작용도 무시할 수 없다.

이 때문에 사람들은 부작용 없이 자유로운 마음으로 즐기듯 병을 치료할 수 있는 무언가를 원하며, 이런 바람 때문에 아로마는 현대인에게 크게 부각되고 있다. '기분이 좋다' '나른하다' '생기가 돋는다' '사랑하고 싶다' 냄새는 이러한 의식과 무의식의 세계를 넘나들며 사람의 몸과 마음을 움직인다. 이렇듯 사람들은 냄새에 대해 매우 민감하다.

아로마는 천연식물 향으로 부작용이 거의 없고 정신적 안정, 피부 미용, 공기 정화 등에 탁월한 효능이 있다. 인간이 가장 선호하는 자연의 향기 그대로인 것이다. 향기요법은 향의 독특한 성분으로 자연 치료, 전인 치료의 개념에 입각하여 현대인이 스트레스 해결하고 질병을 예방하는 데 큰 도움을 주고 있다. 최근 향기요법이 각광받는 것도 바로 현대인의 이러한 욕구와 맞아떨어지기 때문이다.

02
호흡요법

호흡을 통해서 입이나 코로 산소가 들어오면 체내에 축적된 글리코겐이나 지방을 태우고 몸속의 이산화탄소를 배출하면서 몸의 순환이 이루어지게 된다. 이러한 과정에서 기도 내 분비물 증가나 기관지 연축 같은 기도와 관련된 다양한 상태를 치료하는 방법이다.

1) 흉식호흡법

흉식호흡은 가슴 부위로 하는 호흡이다. 흉식호흡이 되는 위치를 보면 늑골 사이에 보면 늑각근이 있는데 이곳에서 흉곽을 넓히거나 또는 수축하는 작용을 통해서 호흡을 하는 것이다. 흉곽의 축소와 확대를 통해서 폐에 공기를 흡입 배출하는 방법이 바로 흉식호흡이다.

반면에 복식호흡의 경우에는 횡경막의 움직임에 따라서 호흡이 이루어지므로, 호흡이 이루어지는 부위가 다른 것이다. 늑골이 움직이므로 늑골호흡이라고도 부르는데, 늑골의 개폐운동에 따른 기압의 차이로 공기가 든다. 흉곽과 어깨를 들썩이면서 숨 쉬는 것을 볼 수 있으며, 평소에 어깨나 목이 잘 결리고 긴장을 풀 때 사용하는 호흡법이다.

2) 복식호흡

배를 이용해서 호흡하는 것으로 알려져 있으나, 정확히는 복근을 이용해 횡격막을 움직여 호흡하는 방법이다. 당연한 사실이지만 배는 숨을 쉴 수 없다. 배로 숨을 쉰다면 호흡량이 커지고 공기를 빨아들이는 힘이 강해지는 장점이 있기에 일부 운동선수와 가수, 성악가, 관악기 연주자 등이 되려면 기본적으로 마스터해야 하는 호흡법이다.

엄밀히 따지면 '횡격막 호흡'이라고 부르는 것이 옳다. 사람을 비롯한 대부분의 고등 척추동물의 몸 안에는 횡격막이 있다. 횡격막은 숨을 쉬는 폐와 맞닿아있는데, 그대로 있을 경우 공기를 들이쉬면서 폐의 부피가 늘어나는 것을 막게 된다. 하지만 횡격막은 수의근을 통해 조절하는 게 가능한 기관이므로 이러한 횡격막을 조절하여 아래쪽으로 내리누르면 자연스럽게 폐도 늘어나게 되어 최대 2L 정도의 공기를 더 밀어 넣을 수 있다. 복식호흡은 이러한 원리를 통해 들이쉬는 호흡과 내뱉는 호흡의 양을 늘리는 것이다.

복식호흡이 횡격막을 내려서 아래쪽의 폐가 부풀어 오를 공간을 늘리는 것이라면 흉식호흡은 반대로 어깨와 갈비뼈를 들어 올려서 폐의 위쪽 공간을 확보하는 방식이라고 할 수 있다. 최대한 부풀려서 들이쉴 수 있도록 하는 공기의 양은 별로 차이가 없지만, 복식호흡을 하는 방법은 우선 배꼽 밑 3cm정도 되는 부근까지 공기를 채운다고 생각하고 아랫배는 빼지 말고 윗배부터 공기를 빼낸다는 느낌으로 호흡을 한다. 횡격막 운동으로 내장이 마사지를 받아 혈액순환이 좋아지고 내장의 기능이 좋아진다. 직립보행을 하게 된 결과 일어나기 쉬운 내장하수나 울혈을 제거하고, 내장 전체의 혈액순환을 개선할 수 있다.

3) 단전호흡

　단전호흡은 배 전체를 움직이는 복식호흡과 달리 아랫배 단전 부위만을 넣었다 부풀렸다 하면서 호흡한다. 이렇게 호흡을 함으로써 단전에 기운을 모을 수 있다. 복식호흡과 마찬가지로 폐활량이 늘고 혈액순환이 좋아진다.

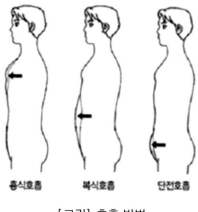

흉식호흡　　복식호흡　　단전호흡

[그림] 호흡 방법

　호흡요법의 효능은 기의 운행이 좋아져서 만성피로감(간 기능)을 덜어 주고, 소화기능(비장, 위장) 배설기능(신장, 대장)이 좋아진다.

　첫째, 풍부한 호흡으로 혈액순환이 좋아져서 손발 냉증이 서서히 호전되고 건강한 피부로 만들 수 있다.

　둘째, 충분히 공급되는 산소가 지방을 연소시켜 건강을 지키면서 다이어트 효과를 볼 수 있다.

　셋째, 명상으로 마음이 안정되므로 집중력이 강해지며 불면증, 우울증이 자연치유된다.

넷째, 건강해진 혈액은 우리 몸의 면역기능을 강화시켜 각종 바이러스에 대해 저항력이 강해진다.

호흡요법이 필요한 사람은 다음과 같다.

- 환절기에 빠지지 않고 감기에 걸리는 사람
- 만성 피로로 업무에 지장이 있는 사람
- 소화불량(위장 장애), 변비, 습관성 불면증 또는 숙면을 취하지 못하는 사람
- 체중이 늘어 걱정하는 사람
- 기미, 검버섯, 피부가 거칠고 탄력이 없는 사람
- 갱년기 무기력감, 만사가 흐느적한 사람
- 주위에 미운 사람밖에 없는 사람
- 작은 일로 스트레스를 잘 받는 사람
- 표정이 굳어 있는 사람
- 다혈질
- 잦은 두통으로 고생하는 사람
- 태교(prenatal education) 및 원활한 분만을 원하는 임산부
- 정서 불안, 30분만 책을 봐도 싫증나는 사람
- 신경통, 관절염, 디스크, 산후 후유증, 고혈압, 당뇨, 천식으로 고생하는 사람
- 정력에 자신이 없거나 유지할 사람 등.

제5장

입(식)에 의한
자연치유

01
해독요법

　해독요법(Detox Therapy)이란, 체내에 축적된 독소와 오염물질을 제거하고 찌꺼기와 죽은 세포를 몸 밖으로 배출시킴으로써 신체의 정상적인 기능과 자연치유력을 회복시키는 치료법을 말한다. 사람들은 알코올이나 마약뿐 아니라 대기권, 물, 음식이나 토양 등에 함유된 각종 공해물질이나 화학적 독소에 노출돼 있다. 이것은 인체의 면역 기능 저하, 호르몬 기능 저하, 정신질환은 물론 암까지 유발할 수 있다고 알려져 있다. 킬레이션 요법을 받고 있는 중년남성. 기존 치료법으로 효과 없는 만성질환자들에게 적용하고 있다.

　우리 몸은 폐, 간, 신장 등의 기관과 대소변, 호흡기, 땀 등을 통해 꾸준히 독소를 배출하고 있다. 하지만 체내 독소 양이 우리 몸이 감당할 수준을 넘으면 신체 고유의 방어시스템이 작동하지 못한다. 이로 인해 피로, 혼란, 압박감, 정신질환 등을 초래한다. 두통, 관절통, 호흡기 질환, 요통, 알레르기, 불면증, 우울증, 음식물 알레르기, 관절염, 변비, 치질, 궤양, 소양증, 여드름 등의 증상도 나타난다.

　최근 미국과 유럽의 보완•대체의학 연구자들 사이에서 해독요법을 통해 이같은 증상을 완화하거나 없애려는 다양한 시도가 이뤄지고 있다. 원래 해독요법은 알코올과 마약의 급성 중독이나 금단 현상을 치료하기 위한 보조 요법으로 다뤄졌는데, 최근엔 '디톡스'라는 이름으로 다양한 방법이 연구되고 있다. 보완·대체의학 연구자들에 따르면, 디톡스는 면역시스템에 영향을 주는 스트레스를 완화시키고 활력을 증진시킨다. 또한 혈압을 낮추며, 콜레스테롤 같은 혈중 지질을 낮추고, 비타민과 미네랄의 흡수를 촉진시킨다. 장내 세균총을 안정시킴으로써 감염이나 알레르기, 피부 질환을 예방하는 효과도 있다.

디톡스에 대한 표준화된 임상의학적 기준은 아직 마련되지 않았으며, 미국과 캐나다의 자연의학 의사(Naturopathic Doctor)들을 중심으로 체계적인 임상연구가 진행되고 있다. 해독이 필요한지 여부는 대소변검사, 혈액검사, 간 기능검사, 모발검사를 통해 확인할 수 있다.

어떤 요법이 있는지 종류를 총괄하는 것에서부터 단계별로 하나씩 해독요법에 대해 알아보자. 디톡스나 해독요법은 원래 알코올 등에 중독된 사람들의 해독을 돕는 방법이었다. 국내는 물론 미국과 유럽에서도 활발한 연구가 이뤄지고 있다.

(1) 다양한 종류의 해독요법

해독요법은 크게 10여 가지가 있는데, 특정 요법을 선택하기에 앞서 전문가의 조언이 필요하다. 특히 약물·알코올 중독자, 당뇨병 환자, 섭식장애 환자는 반드시 의사의 지시를 따라야 한다. 일반적으로 체중 미달이나 신체적으로 쇠약한 사람, 갑상선기능저하증이나 저혈당이 있는 사람은 해독요법이 적당치 않다. 암 환자나 수술 후 회복 중인 사람도 반드시 주치의와 상의해야 한다.

(2) 킬레이션 요법(Chelation)

혈관 속의 독소와 노폐물을 제거하는 요법이다. 킬레이션(Chelation)의 '킬레(chele)'는 '발톱으로 꽉 움켜잡는다는 뜻'의 그리스어인데, 화학반응을 이용해 체내의 독성물질을 체외로 배출시킨다. 1948년 미국 해군병원에서 최초로 EDTA라는 약물을 사용해 납 중독을 안전하게 치료하는 데 성공했다. 지금까지 미국에서만 50만 명 이상의 환자가 시술받은 것으로 알려졌다. EDTA와 비타민, 미네랄을 섞어 1주일에 1~3회씩, 총 20~30회 정맥주사로 혈관에 투여한다.

관절염 같은 퇴행성 질환, 심부정맥, 뇌혈관 질환, 혈행부전에 의한 기억력 감퇴와 시력 감퇴 등의 증상이 완화된다고 알려져 있다. 암 예방 효과도 확인됐다. 10여 년 전부터 국내 일부 종합병원과 개인 의원에서는 기존 치료방법으로 효과 없는 만성병 환자를 대상으로 쓰고 있다.

1) 단식요법

단식은 해독요법 중 가장 먼저 시작한, 가장 저렴하고 효율적인 요법이다. 효과는 고혈압, 두통부터 알레르기와 관절염에 이르기까지 다양하다. 단식을 하면 우리 몸은 음식물의 소화 흡수 대신 체내의 독소를 제거하며 치유 활동을 하는 데 전력을 다하게 된다.

새로 들어오는 독소는 줄고 저장된 독소는 배출된다. 또 음식물과 알레르기를 유발하는 항원의 감소로 면역시스템의 부하가 줄어든다. 단식 나흘째가 되면 혈청 지방의 감소로 몸 전체의 백혈구 순환이 증대된다. 소화 흡수에 동원된 에너지가 자가 시스템 유지에 사용되며, 지방을 연소하면서 지방 내 독소는 체외로 배출된다. 노화 세포가 제거되고 새로운 세포가 생산되며, 음식물과 주변에 대한 의식과 민감도가 상승해 건강을 찾게 된다.

알칼리 해독요법(Alkaline-Detoxification Diet)은 3~4주 동안 채소를 주로 섭취하면서 몸의 염증과 퇴행성 반응을 유발하는 단백 조직이나 산성 잔류물을 배출시키려는 요법이다. 미국 의사 엘슨 하스(Elson Haas)가 개발했다. 인체에 유해한 산성 음식 섭취를 제한하고, 신선한 새싹과 수수를 곁들인 채소 위주로 먹되 필요하면 소량의 생선이나 유기농 닭고기와 검은콩 등을 추가한다. 절박한 상태가 아닌 암 환자의 체질 개선에 적절한 프로그램이다.

2) 수(水)치료(Hydrotherapy)

수치료란 질병 치료나 건강을 유지하기 위해 물, 얼음, 스팀을 사용하는 요법이다. 제도권 의학, 특히 재활의학 분야에서 자주 사용한다. 사우나, 샤워, 입욕, 월풀, 좌욕 등을 통해 체외에 적용할 수 있다. 스프레이나 호스, 습포를 이용할 수도 있다. 물이 제공하는 효과는 열 효과, 냉 효과, 마사지 효과, 물에 포함된 광물질 효과 그리고 물에 뜨는 부력 효과 등이다.

물 온도를 이용하는 방법에는 세 가지가 있다. 습포 형태로 주로 이용되는 냉찜질은 혈관을 수축시키고 혈류를 감소시켜 부종이나 염증을 가라앉힌다. 국소마취제 같은 작용을 하여 두통, 치통, 코피, 타박상, 찰과상, 근육경련 등에 효과가 있다. 반면에 열은 혈관을 확장시키고 혈류를 증가시켜 통증을 줄이는 작용을 하는데, 고열요법은 면역 기능을 향상시키고 만성피로증후군에 효과가 있다.

냉욕과 온욕을 교대로 하는 냉온욕은 내분비선을 자극하고 울혈을 줄이며, 염증을 완화시킨다. 또 소화기관의 혈류를 증가시키고, 간의 해독 기능을 향상시킨다고 알려져 있다. 암 환자에게는 면역 기능이 활성되는 풍욕과 함께 냉온욕요법이 도움이 된다.

3) 주스요법(Juice Therapy)

과일이나 채소의 신선한 주스로 영양을 공급하는 방법이다. 스트레스나 질병이 있는 상태에서 건강을 유지하는 방법으로 사용될 수 있다. 이 요법을 주장하는 사람들은 면역체계를 자극하고 혈압을 낮추고 독소를 제거하며, 환경적 요인에 의한 질병이나 음식 알레르기, 소화기 장애를 치료하는 데 도움이 된다고 주장한다.

4) 열치료법(Hyperthermia)

우리 몸은 감염이나 염증에 대항하기 위해 스스로 열을 생산한다. 열이 생기지 않을 때 인위적으로 열을 가해 국소 질환이나 전신 질환을 치료하는 모든 방법을 열치료법이라고 한다. 열은 바이러스 감염, 에이즈, 암 등 각종 질병에 가장 강력하게 대항할 수 있는 것 중 하나다. 고주파, 초음파, 복사열, 체외 가열 등의 방법이 있다.

5) 비타민C 요법

비타민C가 치유와 건강 유지에 중요하다는 연구 결과는 매년 여러 건 발표된다. 비타민C는 체내 독소 배출과 밀접한 관련이 있다. 비타민C가 부족한 사람은 환경오염에 더욱 취약하고, 반대로 납이나 벤젠 같은 독소에 노출된 사람은 비타민C가 고갈된다. 비타민C가 결핍되면 해독 기능이 장애를 받는다. 비타민C 요법으로 11만 명 이상 치료한 카스카트(Cathcart) 박사에 의하면 비타민은 활성산소를 제거하고 감염 질환에서 발생한 면역 기능을 억제하는 독소를 중화시킨다고 한다.

현대인은 많이 먹는 것 같지만 필수 영양은 결핍된 경우가 많다. 이를 보충하기 위한 영양보충요법이 있다.

6) 생독소 제거 프로그램(BTR · BioToxic Reduction)

미국인 의사 가드(Gard)와 브라운(Brown)이 체내의 화학물질, 중금속, 일반 약을 포함한 마약류, 알코올 등을 제거하기 위해 개발한 보완대체요법이다. 암 환자와 만성질환자는 물론, 체내에 독소가 쌓인 비(非)환자를 대상으로 실시하는 집중적인 해독 프로그램이다. 1주일에 5회씩 2주 이상 실시하며, 매회 4시간 이상 걸린다.

비타민, 미네랄, 아미노산, 나이아신, 천연오일 등 해독제를 먹은 후 운동과 사우나를 병행케 한다. 요법을 시작하기 전에 면역학적 검사, 독성 및 중금속 검사, 일반 혈액검사, 심전도, 성격 및 인지도 검사 등을 해서 몸 상태를 체크한다. 요법 시행 후 힘이 나고 정신이 맑아지며, 통증이 사라지는 등의 효과가 있다고 한다.

또한, 시청각 기능이 향상되고 피부와 머리결도 좋아지는 등 전반적으로 안정감과 육체적 편안함을 느끼게 된다. 멕시코의 힐링센터에서 받을 수 있으며, 국내에는 한 곳에서 변형된 형태로 시행하고 있다.

7) 대장요법(Colon Therapy 腸세척)

대장은 체내 노폐물을 배출하는 중요한 기관이다. 대장이 건강해야 음식물의 소화와 영양분의 적정한 흡수가 가능하며, 대장 연동작용이 불규칙하면 체내에 독소가 쌓이면서 건강 균형이 깨진다. 대장요법은 정제수를 대장에 직접 주입해 대장에 쌓인 독소와 노폐물을 배출시키고, 장내 정상적인 세균총을 보존하기 위해 장을 세척하는 요법이다.

1920년 미국 의사 켈로그(Kellogg)에 의해 질병치료 요법으로 도입됐는데, 당시 미국의 모든 병원과 의원이 장세척 기기를 보유할 정도로 유행하다가 의약품과 외과 수술의 보급으로 점차 사라졌다. 최근 보완대체의학 전문가들이 시행하면서 다시 증가하는 추세다. 1일 1~2회 관장기구를 이용해 비누거품, 관장액, 참기름과 감초 혼합액, 참기름과 당밀 혼합액을 대장에 주입한다. 1950년대 맥스 거슨(Max Gerson)이 주창한 '커피 관장'도 같은 원리다.

8) 영양보충 요법(Nutritional Supplement)

영양실조가 자주 일어나는 현대인의 식습관을 볼 때 식이요법만으로는 영양물질을 충분히 공급할 수 없다는 전제하에 시행되고 있는 요법이다. 비타민이나 광물질을 함유한 영양분을 공급해야 여러 가지 질병, 외상, 수명 연장 등에 영향을 줄 수 있고 육체적·정신적 건강을 유지하고 만성 질환도 예방할 수 있다.

02
식이요법

올바른 식생활의 방법으로, 각 개인의 건강 상태나 병이 있고 없음에 따라 강조됨이 다르지만, 근본적인 원칙은 같다. 건강에 좋은 필수적인 식품의 균형된 선택을 강조하며 가장 적절한 영양을 공급함으로써 질병을 개선 및 회복시키려는 치료 방법의 일종이다. 식품과 영양에 대해 올바르게 이해하고 신속한 회복과 질병의 재발 방지, 예방은 물론 완전한 건강을 유지하도록 한다.

식이요법은 질병 및 취약기의 영양원리를 이해하여 개개인에게 일어나는 영양 상태를 평가하고 이에 과부족이 없도록 필요한 영양을 잘 공급해야 한다. 식생활의 문화적인 측면까지 고려하여 방법에 문화성을 띤다는 것이 다른 요법과 차이가 있다.

요즘은 식사요법이라고도 부르며. 한국 사람들은 식이요법을 아주 특별한 음식을 먹거나 체중을 줄이는 살 빼기의 동의어로 종종 생각하기도 한다.

식이요법이란 올바른 식생활의 방법이며 각 개인의 건강 상태나 병이 있고 없음에 따라 강조되는 점이 조금씩 다르나 출발점은 같다. 식이요법은 환자가 질병으로부터 신속한 회복과 병의 재발 방지 및 질병 예방에 목적을 두고 있다.

병이 생기고 나서 식이요법을 하는 것보다는 평상시 올바른 식생활을 하여 병을 예방하는 것이 더욱 중요하다.

질병의 종류가 수도 없이 많고 복잡하듯이 식이요법의 종류도 다양하다. 당뇨병, 비만, 동맥경화, 고혈압, 심장병, 신장병, 통풍, 알레르기, 단백질 결핍증, 비타민 결핍증, 과잉증 등 질병 증세에 따라 특정한 영양소를 제한하거나 보충한다. 식이요법의 기본 원칙인 세 끼 식사와 두세 번의 건강 간식을 규칙적으로, 정해진 시간에, 천천히 적당한 양을 먹어야 한다는 것은 같다. 그러나 병에 따라 강조해야 할 점이 있고 조절해야 할 점이 있다.

대부분의 사람들에게는 하루에 6~8컵의 물을 충분히 마시는 것을 권장하지만, 신장병으로 고생을 하며 신장의 기능이 제대로 되지 않아 투석을 하는 사람에게 물을 6~8컵씩 충분히 마시라는 것은 제한한다. 신장병의 종류와 정도에 따라 물을 제한해서 마셔야 하거나 제한 없이 미셔도 되는 것이 있으며 지세한 것은 전문의와 상담히여 결정한다.

병에 걸리면 치료 방법으로 약, 수술로 쉽게 해결될 것 같아 서둘러 병원을 찾고, 식이요법에는 소홀한 사람이 있다. 치료의 한 방법인 약이나 수술로만으로는 병이 나을 수 없음에도 불구하고 식이요법을 게을리한다. 그 이유는 사람에 따라 다르겠지만 첫째는 음식을 제대로 먹지 않고도 좋은 약이나 수술만으로 병이 치료되거나 나을 수 있다. 둘째는 식이요법의 중요성을 충분히 알고 있지만 식생활을 바꾸는 것이 어렵다는 것이다.

사람의 식습관은 태어나서 수유, 이유, 영유아기를 거치며 자리 잡게 되며, 성장한 후에 식습관은 쉽게 바꾸기 어렵다. 만약 어려서부터 채소를 거의 먹지 않던 사람이 당뇨병에 걸려 당뇨병 식이요법을 처방받게 되었을 때를 생각해보면, 혈당 조절을 위해 섬유질이 풍부한 채소를 매끼 2~3가지씩 먹어야 하는데, 채소를 거의 먹지 않으니 식품 선택에 있어 많은 어려움에 부딪히게 된다.

당뇨병 치료는 식사와 운동, 약물 관리의 조화 속에서 효과적으로 이룰 수 있다. 먹고 싶은 대로 먹고 약과 운동만으로 당뇨병 관리를 잘 하는 사람은 거의 없다. 어렸을 때부터, 건강할 때부터 좋은 식습관을 갖도록 노력하는 것이 필요하다.

사람들의 건강과 영양에 대한 수많은 관심으로 인터넷과 텔레비전에는 "이 음식만 먹으면 좋다더라. 저 음식만 먹으면 좋다더라" 하는 말들이 쏟아져 나온다. 좋다고 하는 음식들이 너무 많아 오히려 혼동을 가져오기 쉽다. 좋은 음식이라고 하는 한 가지만을 집중하여 먹고 흡연, 과음, 과식, 폭식, 과로, 결식 등 몸에 해로운 것을 일삼는다면 병은 나아지지 않는다.

우리 몸은 매일 40여 가지 이상의 다양한 영양소를 필요로 하며, 아무리 좋은 음식도 한 가지로는 이 모든 영양소들을 충족시킬 수는 없다. 적당히 먹었을 때는 몸에서 좋은 기능을 하지만, 좋다고 하여 과량으로 먹게 되었을 때는 오히려 몸에 악영향을 미치기도 한다.

오메가3 지방산이 풍부한 들기름이 건강에 좋다는 이야기를 듣고 식사 때마다 1~2 수저씩 빠짐없이 드셨던 70대의 할아버지는, 변비가 개선되고 활력이 생겼다고 좋아하던 것도 잠시, 평소 지방 섭취량의 3~4배 이상을 먹게 되는 바람에 고지혈증 환자가 되어 병원을 찾게 되는 경우도 있다.

기름이라는 식품이 우리 몸에 좋은 작용을 하는 것은 정말 맞다. 돼지기름과 비교하면 들기름이 우리 몸에 더 좋은 작용을 한다. 그러나 들기름을 얼마나 어떻게 언제 먹느냐의 문제가 남아 있다.

먹을 것이 부족했던 과거에는 무엇인가를 먹고 안 먹고의 문제였다면, 현재와 미래에는 음식의 선택은 기본이고 얼마나 어떻게 언제 먹느냐가 식이요법 관심 영역으로 커지고 있다.

▶식이요법의 종류

① 위장질환의 식이요법

② 변비의 식이요법

③ 비만의 식이요법

④ 심혈관질환의 식이요법: 고혈압, 고지혈증, 동맥경화, 뇌졸증, 심장질환

⑤ 당뇨병의 식이요법

⑥ 암 환자를 위한 식이요법

⑦ 간질환의 식이요법

⑧ 신장병의 식이요법

⑨ 골다공증의 식이요법

⑩ 빈혈의 식이요법

⑪ 선천성 대사질환의 식이요법 등

식이요법은 한두 달만 하고 나면 성공적으로 끝낼 수 있는 것이 아니다. 하루아침에 식이요법을 통하여 질병이 치료되리라는 생각은 옳지 않다. 꾸준한 식이요법과 운동 관리가 필요하다. 좋은 식습관 형성을 위한 지속적 노력을 통해 심장병, 당뇨, 고혈압, 암 등 다른 질병 발생의 위험을 줄일 수 있다.

주의 사항으로 환자의 몸 상태에 맞는 균형 잡힌 정확한 식이요법을 시행해야 한다. 특정 음식이나 식품에 지나치게 집중하거나 비균

형적인 잘못된 식이요법으로 비만, 동맥경화, 당뇨병 등 또 다른 질병을 유발할 수 있다. 필요 이상의 단백질은 장내에 흡수되지 않고 몸에서 열만 발산시키며 소변으로 배출된다. 그 과정에서 칼슘만 소모시키는 역효과를 낸다. 모든 음식들이 언제나 누구에게나 다 좋은 것은 아니므로, 신중하게 선택해야 한다.

1) 당뇨병과 식사요법

당뇨병은 우리 몸을 움직이는데 필요한 포도당을, 세포 내로 넣어주는 인슐린이 부족하거나 제대로 기능을 하지 못하여 음식으로부터 얻어진 포도당을 에너지로 사용할 수 없게 되어 혈액 속의 포도당(혈당)이 비정상적으로 상승되는 질환을 말한다.

(1) 당뇨병의 영양관리
- 정상적인 혈당 수준 유지
- 당뇨로 인한 합병증 예방 및 최소화
- 실생활에서의 당뇨병 자기관리 강화

(2) 당뇨병 식사요법
당뇨식은 "나에게 알맞은 양을, 골고루, 규칙적으로 섭취하는 건강식"이다.

① 나에게 알맞은 열량을 섭취하라 : 당뇨식으로 규정되어 있는 식사는 없다. 모든 사람이 키와 몸무게, 나이가 모두 다르듯이 당뇨

인들은 자신의 표준체중에 맞추어 적절한 열량을 산정하고 이에 맞게 섭취하는 것이다.

② 영양소를 균형있게 섭취하라 : 균형있는 섭취란 처방된 열량 안에서 곡류군, 어육류군, 채소군, 지방군, 우유군, 과일군의 6가지 식품군을 골고루 섭취하는 것을 말한다.

③ 규칙적으로 식사하라 : 정상적인 혈당조절을 위해 식사시간 및 식사량을 항상 규칙적으로 유지해야 한다.

▶당뇨 식사요법에서의 주의할 점

① 섬유소를 충분히 섭취하라
② 염분 섭취를 줄여라
③ 콜레스테롤 섭취를 줄여라
④ 포화지방산의 섭취를 줄여라

(3) 식사계획과 식품교환표

나에게 알맞은 식사량을 맞추어 먹더라도 어느 한두 가지 음식으로만 먹게 되면 영양의 균형이 깨지기 쉽다. 따라서 알맞은 양을 먹되 여러 가지 음식을 골고루 먹어야 하는데, 이를 위해서 식품교환표를 이용한다. 이를 이용하여 하루 세끼 식사와 간식으로 균등하게 배분하여 먹는 것이 중요하다.

(4) 식사 계획

모든 사람은 자신에게 맞는 적절한 열량을 섭취하게 될 때 영양 과잉이나 영양 불량이 되지 않고 건강할 수 있다. 나에게 맞는 적절한 열량을 찾아보자.

▶나에게 적절한 열량 계산법

표준체중(kg)
- 남자 : 키(m)의 제곱 × 22
- 여자 : 키(m)의 제곱 × 21

▶1일 총열량 계산

- 가벼운 활동 : 표준체중(Kg) × 25 ~ 30 kcal　예) 사무실, 전문직
- 중증도 활동 : 표준체중(Kg) × 30 ~ 35 kcal　예) 주부, 학생
- 심한 활동 : 표준체중(Kg) × 35 ~ 40 kcal　　예) 운동선수, 노동자

(5) 식품교환표

우리가 먹는 식품들을 영양소가 비슷한 것끼리 모아서 곡류군, 어육류군, 채소군, 지방군, 우유군, 과일군의 6가지 식품군으로 분류한 것이다. 따라서 각 식품군에 속한 것들끼리는 영양소가 비슷하여 몸 안에서 서로 비슷한 역할을 하므로 바꾸어(교환하여) 먹을 수 있다. 예를 들어, 밥 대신 국수를, 생선 대신 고기를 바꾸어 먹어도 영양소가 비슷하기 때문에 가능하며, 이러한 방법을 익히는 도구가 바로 식품교환표이다.

(6) 교환 단위란

식품교환표에서 같은 식품군 안에 있는 식품들끼리 서로 바꾸어 먹을 수 있다. 이때 영양소 함량이 비슷하고 칼로리(열량)가 같은 양끼리

맞추어 바꿔야 하는데 이것을 '식품의 교환 단위'라 한다. 따라서 같은 식품군 내의 각 식품의 1교환 단위는 그 중량이 서로 다르더라도 같은 칼로리(열량)와 영양소가 들어 있다. 다음은 각 칼로리별 교환 단위다.

	1400	1600	1800	2000	2200
곡류군	7	8	8	10	11
어육류군	4	5	5	5	6
채소군	7	7	7	7	7
지방군	3	4	4	4	4
우유군	1	1	2	2	2
과일군	1	1	2	2	2

2) 고혈압과 식이요법

혈압이란 혈관 속을 흐르는 혈액의 압력으로 측정부위에 따라 동맥압, 정맥압, 폐동맥압, 폐정맥압 등 다양한 종류가 있으나 일반적으로 이야기하는 혈압은 팔의 동맥에서 측정한 동맥압력을 의미하며, 고혈압이란 성인에서 수축기 혈압이 140mmHg 이상이거나 이완기 혈압이 90mmHg 이상일 때를 말한다.

(1) 고혈압의 영양관리
① 정상 체중을 유지한다.
② 과일과 야채와 유지방을 많이 섭취하고 포화지방산과 지방이 많이 든 음식은 피한다.

③ 하루 염분 섭취량은 6g 정도이다.

④ 매일 적어도 유산소 운동을 30분 이상 한다.

⑤ 남성은 하루 2잔, 여성은 1잔 이하로 절주한다.

(2) 고혈압 식사요법

① 저염식 식사를 한다.

② 칼륨, 칼슘을 섭취하는 것이 혈압 강하에 도움이 된다. 그러나 신장 기능이 나쁜 사람의 경우 고칼륨 혈증 등 치명적인 부작용이 생길 수 있으니 주치의와 상의한다.

③ 전체적인 심혈관 질환의 감소를 위해 지방 섭취를 줄여 표준체중을 유지하도록 한다.

(3) 고혈압에 좋은 음식과 나쁜 음식

가. 나쁜 음식(제한 음식)

식품	나쁜 식품(제한 식품)
염분이 많은 음식	된장, 고추장, 간장, 통조림, 졸인 고기 및 생선, 베이컨, 햄, 치즈, 김치, 깍두기, 장아찌, 젓갈류, 버터, 마가린, 마요네즈, 화학조미료
인스턴트 음식	라면 및 우동 국물, 통조림, 마른안주, 팝콘, 감자튀김, 튀긴 땅콩, 가공한 치즈, 피자 및 염분 함유 음식
살찌는 음식	팥밥, 과자, 맥주, 아이스크림, 과자 튀김, 케이크, 도넛, 초콜릿
지방이 많은 음식	돼지비계, 소고기, 초콜릿, 도넛, 호두, 잣
콜레스테롤이 많은 음식	소간, 돼지고기, 내장, 버터, 치즈, 달걀노른자, 정어리, 왕새우, 오징어, 오징어젓갈, 말린 문어

나. 좋은 음식(권장 음식)

식품	좋은 식품(권장 식품)
곡류 및 차류	보리, 조, 현미 등의 잡곡, 메밀, 율무, 생강차, 인삼차, 옥수수, 고구마, 소금을 넣지 않은 곡류, 빵류
국류	된장을 넣거나 소금간을 하여 말린 생선 등을 넣지 않은 국
고기, 생선류	소고기, 돼지고기, 간, 신선한 생선, 소금을 뿌리지 않고 말린 생선, 가자미, 넙치
달걀	소금으로 조리한 식품 이외의 모든 식품
채소, 과일류	두부 및 콩류, 녹황색 채소, 야채 샐러드, 해초, 탈지유, 마늘, 부추, 파, 모든 신선한 과일
김치류	양념김치 대신 소금을 넣지 않은 물김치, 겉절이나 장아찌 대신 신선한 채소
지방류	잠깨, 참기름, 식물성 기름
당류	흰설탕, 흑설탕, 잼, 젤리, 커스터드, 푸딩
음료수	우유, 과즙, 보리차, 홍차, 커피, 탄산음료
혈압강화 식품	표고버섯, 가지, 귤, 인삼, 메밀
칼륨 강화 식품	사과, 호박, 감자, 무
고혈압 예방 식품	다시마, 김, 미역, 땅콩

〈보건복지부, 대한의학회 제공〉

(4) 기타

① 금연

흡연은 동맥경화를 촉진시켜 관상동맥 질환이나 뇌혈관 질환, 말초 혈관 질환의 위험을 크게 증가시키므로 고혈압 환자는 반드시 금연 해야 한다.

② 절주

음주는 음주 당시에는 혈압을 다소 감소시키지만, 그 직후 및 만성적으로 혈압을 상승시키는 효과가 있다. 주중 횟수는 1주에 2회 이내로 권장하며 그 이상의 음주는 건강에 악영향을 미칠 수 있다.

③ 스트레스, 수면 장애

스트레칭, 이완 요법과 10분 이내의 명상법은 스트레스를 줄이는 데 도움이 된다. 또한 불면증이 심하거나 수면 중 무호흡증이 있는 경우, 고혈압이 함께 있을 수 있어 의사의 진찰 및 상담이 필요하다.

④ 고혈압의 약물치료

대부분의 사람들은 연령의 증가에 따라 동맥의 탄력성이 떨어지고, 석회화가 생기는 동맥경화가 발생하게 된다. 이러한 이유로 고혈압 환자들은 생활요법만으로는 충분히 혈압을 낮출 수 없어서 목표 혈압에 도달하기 위해서 약물치료가 필요하다.

3) 합병증

(1) 고혈압을 동반할 경우

당뇨병이 있을 때는 고혈압 발생율이 비교적 높으며, 고혈압으로 인해 심혈관계 질환 및 신장 질환 등의 합병증이 악화되기 쉽다. 일반적인 당뇨 식사원칙을 따르되 다음과 같은 사항을 주의한다.

〈고혈압을 조절하기 위한 식사요법〉

① 포화지방산 및 콜레스테롤, 지방 등의 총량을 줄인다.
② 과일, 채소, 저지방 유제품 섭취를 늘린다.

③ 전곡류를 통하여 식이섬유 섭취를 늘린다.

④ 소금은 1일 6g 이하로 줄인다.

⑤ 간식 및 설탕이 함유된 식품 섭취를 줄인다.

(2) 고지혈증을 동반할 경우

당뇨병 환자는 정상인에 비해 혈액 내 콜레스테롤, 중성지방 등이 높은 고지혈증의 발병률이 높다. 고지혈증은 동맥경화증의 원인이 되며, 이후 다양한 합병증을 초래할 수 있다. 이런 경우의 식사조절은 당뇨식사와 함께 다음의 식사원칙을 지키도록 한다.

〈고지혈증을 조절하기 위한 식사원칙〉

① 단순 당질이 많이 함유된 식품의 섭취를 줄인다

② 포화지방산의 섭취를 줄인다.

③ 콜레스테롤이 높은 음식의 섭취를 줄인다..

④ 섬유소를 충분히 섭취하고 규칙적인 운동을 한다.

(3) 당뇨병성 신증이 있을 때

당뇨병성 신증은 신장의 모세혈관들이 손상되어 생기는 질환으로 혈중 단백질이 소변으로 나오며(단백뇨) 계속 진행 시 만성신부전 상태가 될 수 있다. 또한 신장합병증을 동반할 경우 반드시 영양사와 상담이 필요하다.

〈당뇨병성 신증의 진행을 억제하기 위한 식사원칙〉

당뇨병성 신증은 신장 질환 단계와 환자의 건강 상태에 따라 고려해야 할 부분이 조금씩 다르므로 전문영양사와 개별화된 영양상담을 통하여 바람직한 식사요법을 실천하도록 한다.

(4) 저혈당 대비

저혈당은 70mg/dL 이하의 혈당을 말하며 이는 음식섭취가 너무 적거나 식사시간이 지연되거나, 운동량이 과다할 때, 인슐린을 너무 많이 맞거나, 식사를 거른 채 술을 과하게 마실 때 나타날 수 있다.

저혈당의 증상에는 급격한 배고픔, 불안, 흥분, 떨림, 두통, 어지러움, 두근거림, 식은땀 등이 나타난다. 이러한 증상이 생기면 즉시 혈당을 측정하고, 저혈당일 경우 응급식품을 섭취하도록 한다.

[저혈당 응급식품]

▶단순당 15~20g

설탕 또는 꿀 1숟가락
가당 과일주스 1/2컵
사탕 3~4알
요구르트 1병
콜라, 사이다 1/2캔

(5) 당질 계산법

당질 계산법이란 혈당상승에 직접적인 영향을 주는 당질(탄수화물)의 섭취량을 조절하는 식사방법으로 매일 일정한 시간에 일정량의 당질을 식사와 간식으로 배분하여 식후 혈당의 변동을 조절하는 것을 말한다.

[당질식품군과 식품군별 1교환 단위의 당질 함량]

식품군	당질식품의 예	식품군 1교환 단위의 당질 함량(g)
곡류군	밥, 빵, 떡, 과자, 고구마, 감자, 옥수수 등 모든 곡류	23g
우유균	우유(저지방/일반/무지방 등), 요구르트, 요플레, 두유 등	11g
과일군	토마토, 사과, 포도, 딸기, 바나나, 배, 감 등 모든 과일류	12g

03
간식과 외식

1) 간식 섭취

① 간식을 먹어도 괜찮다.

다만 간식도 하루의 식사계획에 포함되어야 하며 식사에서 부족되기 쉬운 영양소를 보충할 수 있는 것으로 선택하는 것이 중요하다.

② 단순당의 섭취는 제한하라.

설탕, 꿀, 초콜릿 등은 단순당이므로 밥이나 국수의 당질보다 흡수가 빠르고 과다섭취로 고혈당이 되기 쉽다. 따라서 단순당이 사용되지 않은 것으로 선택하고, 곡류군으로 교환하여 섭취한다.

③ 비타민과 무기질이 풍부한 것을 먹는다.

과일이나 우유는 비타민, 무기질이 풍부할 뿐 아니라 식사계획에 포함된 간식이므로 하루 식사량 내에서 하루 허용량만큼 권장된다.

④ 자유롭게 먹을 수 있는 식품을 이용한다.

신선한 채소, 해조류, 버섯류나 기름기 없는 국, 곤약, 차류(녹차, 홍차, 블랙커피 등), **다이어트 음료**(제로콜라 등).

2) 외식

① 골고루 먹을 수 있는 식품을 선택하라.

외식 시 먹으려는 음식이 곡류, 어육류, 채소, 지방군이 골고루 갖추어진 메뉴인지 확인하라. 가급적 양식이나 중식은 피하는 것이 좋다.

② 식사량을 지키자.

식사계획을 기억하고 그 끼니에 맞는 식사량을 맞추어 먹도록 한다. 만약 제공되는 식사량이 많다면 덜어내어 식사량을 맞춘다.

③ 식사시간을 지켜라.

정상적인 혈당조절 및 저혈당 예방을 위해 규칙적인 식사시간을 정한다. 식사시간이 늦어진다면 우유, 과일, 비스킷 등으로 미리 간단히 요기하여 저혈당에 빠지지 않도록 주의한다.

④ 기름기는 가급적 적은 음식으로 선택하라.

기름기가 많은 음식은 열량이 높아 쉽게 체중을 증가시키며, 그로 인해 혈당 및 혈압조절이 어려워진다. 가능하면 튀김보다는 찜을, 기름기가 많은 소스보다는 열량과 당분이 적은 것을 선택하는 것이 바람직하다.

⑤ 술은 1주일에 1회 정도 2잔 이내

술은 칼로리가 높고 음식을 많이 먹게 될 수 있으므로, 가급적 삼가는 것이 좋으나, 만약 마시게 될 경우에는 1주일에 1회 정도 2잔 이내로 마시는 것이 좋다.

04
산약초 요법

　약초요법이란 우리 산야에서 자생하는 약용식물을 이용하여 신체의 불편한 곳의 면역력을 되돌려주는 방법이다. 인류문명이 시작할 때부터 구전 혹은 대를 이어 전해오는 요법이며 약용식물의 잎, 줄기, 열매, 뿌리 등을 이용하여 질환을 예방하고 증상을 호전시키는 방법이다.

　약초요법은 현대의학 즉 합성의학같이 항균성, 바이러스성 같은 성분이 전혀 없으며 부작용 역시 없어서 몸의 균형을 바로잡아주고 우리 몸 자체의 자연적 치료 능력 및 면역체계를 자극해주어 몸을 건강하고 활력 있는 자연 상태로 되돌리는 것을 말한다.

　우리는 현대의학에 너무 의존하고 있어 복용 즉시 효과가 있어야 좋은 것으로 의식하며 살고 있다. 약초요법은 단시일 내에 낫는다는 생각을 버리고 느긋하게 임해야 한다. 가끔 며칠 만에 효과가 나타나는 경우도 있지만, 자연산 약초는 몸의 전반적인 균형을 도모하는 가운데서 점차 효력을 나타내는 성질이 있으므로 지속적으로 먹어야 한다.

　앞에서도 밝혔듯이 요즈음은 현대의학에 의해 일시적이고 신속한 효과를 보려는 습관에 길들여져 있기에 우리 약초를 잠깐 사용했다 효과가 없으면 바로 포기해 버리기에 실효를 보지 못 한다.

　또한 우리 자연산 약초는 맛이나 향 등 복용하기에 전혀 부담이 없다. 우리가 살고 있는 산야의 자연 그 자체를 섭취하는 마음으로 즐겁고 맛있게 먹으면 몸에 자연 치유력이 생기면서 활력있고 생기있는 건강한 심신을 되찾을 것이다.

■ 약초의 종류와 용도

(1) 보약 용도로 쓰이는 약초

가시오갈피나무, 구기자, 단너(황기)삼, 두릅나무, 둥글레, 마, 영지버섯, 만삼, 산수유, 삼지구엽초, 새삼(토사자), 오갈피나무, 오리나무더부살이(초종용), 오미자, 율무, 은조롱(백하수오), 인삼, 지황, 천문동 등.

(2) 강심약 용도로 쓰이는 약초

디기탈리스, 개정향풀, 녹나무, 단너(황기)삼, 가는잎 디기탈리스, 만년청, 무릇, 복풀, 부자, 산사나무, 쑥부지깽이, 유선화, 차나무, 커피나무, 황마 등.

(3) 동맥경화증 용도로 쓰이는 약초

다시마, 둥글파, 마늘, 메밀, 부채마, 산마늘, 산사나무, 생열귀나무, 아마, 잇꽃/홍화(씨), 회화나무 등.

(4) 혈압 내림약 및 혈관확장약 용도로 쓰이는 약초

노란뚝갈나무, 누리장나무, 눈빛승마, 단너삼, 두충나무, 뚝갈나무, 마늘, 박새, 은방울풀, 버드나무, 부채마, 산사나무, 새모래덩굴, 속

썩은풀(황금), 수송나물, 아편꽃((파파베린), 왜떡쑥, 익모초, 정향풀, (쥐꼬리망초/용담)진교, 진달래, 철쭉나무 등.

(5) 진정약 용도로 쓰이는 약초

궁궁이, 꽃고비, 댕댕이덩굴, 두릅나무, 마타리, 멧대추, 바구니나물, 사프란, 아위, 아편꽃, 익모초, 족제비싸리, 천마, 함박(작약)꽃, 호프 등.

(6) 중추신경계통의 긴장약 및 흥분약 용도로 쓰이는 약초

녹나무, 돌꽃, 땅두릅나무, 마전, 벽오동, 뻐꾹채, 싸리버들옷, 오미자, 인삼, 자귀나무, 절굿대, 차나무, 카카오나무, 카페콩, 커피나무 등.

(7) 호흡 흥분약 용도로 쓰이는 약초

다릅나무, 로벨리아초, 숫잔대 등.

(8) 아픔멎이약 용도로 쓰이는 약초

고본, 구릿대, 댕댕이덩굴, 독말풀, 독뿌리풀(미치광이풀), 땃두릅나무, 바곳식물, 박하, 백부자, 벨라도나, 사리풀, 아편꽃, 젖풀, 족두리풀(세신), 코카나무, 한방기, 현호색, 흰꽃독말풀 등.

(9) 진경약(핏줄. 숨대. 배 안의 장기 평활근에 작용) 용도로 쓰이는 약초

구릿대, 나부목, 당귀, 독말풀, 독뿌리풀(미치광이풀), 박쥐나물, 벨라도나, 사과풀, 소회향, 아편꽃, 암미, 젖풀, 주엽나무, 한방기, 함박(작약)꽃, 회향, 흰꽃독말풀 등.

(10) 열물내기약 용도로 쓰이는 약초

강황, 금잔화, 대황, 마늘, 마디풀, 매발톱나무, 미나리, 민들레, 박하, 사철쑥, 생당(인진)쑥, 속새, 시호, 쑥국화, 옥수수수염, 왜떡쑥, 울금, 젓풀, 황경피나무.

(11) 오줌내기약 용도로 쓰이는 약초

갈대, 감수, 꿀풀, 노가지나무(노관주), 댕댕이덩굴, 등칡, 띠, 비쑥, 솔풍령, 쇠뜨기, 수레구고하, 아카시아나무, 약모밀, 얼음덩굴, 자리공, 저령, 제비꿀, 차나무, 카카오, 커피나무, 택사, 패랭이꽃, 향오동, 호박.

(12) 요로방부약 용도로 쓰이는 약초

꼭두서니, 비쑥 ※아픔멎이약, 진경약도 쓰인다.

(13) 열내림약, 땀내기약 용도로 쓰이는 약초

가막사리, 개구리밥, 기나나무, 끼멸가리, 딱총나무, 방아풀, 방풍, 버드나무, 사리풀, 산딸기나무(명석딸기), 순비기나무, 시호, 야보란디, 족두리풀(세신), 지모, 차조기, 칡, 피나무, 형개.

(14) 가래약 용도로 쓰이는 약초

감초, 개미취, 관동꽃(머위), 꽃고비, 닥풀(황촉규), 끈끈이 대나물, 대회향, 도라지, 목향, 비누풀, 삼색제비꽃(팬지), 상사화(리코린), 세네가, 소나무, 안식향, 앵초, 엄나무, 원지, 잠두싸리, 주엽나무(열매), 쿠일라야, 토근, 회향.

(15) 기침약 용도로 쓰이는 약초

관동꽃(머위), 닥풀(황촉규), 마황, 백리향, 백부자, 살구나무, 아편꽃(열매,코데인), 애기아편꽃, 족두리풀, 질경이.

(16) 소화약, 위장 질병 치료용 용도로 쓰이는 약초

가두배추, 감초, 강황, 겨자, 계수나무, 고수(열매=호유실), 고추, 귤나무, 기나나무, 너삼, 노회, 대황, 마전, 목향, 민들레, 박하, 배초향, 백두구, 분지나무, 산사나무, 산초나무, 삽주, 생강, 소두구, 소태나무, 소회향, 신곡, 쓴풀, 아니스, 아출, 약쑥, 양강, 오수유나무, 용담, 울금, 육두구, 익지, 정향나무, 조름나물, 질경이, 창포, 초과, 초두구, 축사, 침향, 콘두란고, 콜롬보나무, 큰고량강, 탱자나무, 톱풀, 필등가, 필발, 호프, 황경피나무, 회향, 효모, 후추.

(17) 설사약 용도로 쓰이는 약초

갈매나무, 결명자, 나팔꽃, 다시마, 대극, 대황, 만나나무, 복숭아나무, 살구나무(기름), 센나, 속수자, 아마(기름), 알로에, 얄라파, 우뭇가사리, 자리공, 질경이(씨), 찔레나무(열매), 카스카라사그라다, 콜로신스오이, 파두, 포도필룸, 풍란초, 피마자(기름).

(18) 설사멎이약(수렴약) 용도로 쓰이는 약초

가죽나무, 대황, 돌부채, 딱지꽃, 물푸레나무, 범의 꼬리, 붉나무(벌레집), 손잎풀, 솜양지꽃, 아선약, 오리나무, 참나무속 식물.

(19) 부인병 약(자궁수축약.피멎이약 포함) 용도로 쓰이는 약초

겨우살이, 구릿대, 구절초, 궁궁이, 냉이, 당귀, 마늘(트리코모나스

질염), 마디풀, 매발톱나무, 맥각균(맥각), 맴쟁이, 목화, 벌사상자(트리코모나스질염), 사프란, 석잠풀, 쇠무릎, 쐐기풀, 약방동사니, 익모초, 잇꽃, 접시꽃나무, 함박꽃.

(20) 피멎이약 용도로 쓰이는 약초

맴쟁이, 바위손, 백급, 소목, 쐐기풀, 약쑥, 연꽃, 오이풀, 옥수수, 짚신나물, 측백나무, 토삼칠, 톱풀, 회화나무, 히드라스티스.

(21) 물질대사 파괴 때의 용도로 쓰이는 약초

가막사리, 갈라진잎가지(부신피질호르몬 원료), 감초(염류대사조절), 다시마(갑상선종), 돌꽃(생물원자극소), 들쭉나무(당뇨병), 부채마(부신피질호르몬원료), 생열귀나무, 쇠뜨기(규산염대사), 알로에(생물원자극소), 인삼(당뇨병).

(22) 비타민 결핍증 용도로 쓰이는 약초

가막사리, 감나무, 굴나무, 다래속 식물, 당근, 덩굴월귤, 마가목, 산딸기나무(멍석딸기), 생열귀나무, 쐐기풀 , 옥수수수염, 회화나무.

(23) 혈액 질병 용도로 쓰이는 약초

감자, 전동싸리, 참깨.

(24) 포섭약, 완화약 용도로 쓰이는 약초

느릅나무, 닥풀(황촉규), 무궁화, 부들, 살구나무(고무질), 석송, 손바닥난초, 싹싹이, 아마, 알테아, 우뭇가사리, 질경이.

(25) 척수회백질염 치료약(항콜린에스테라제) 용도로 쓰이는 약초

상사화(리코린), 싸리버들옷, 젖풀, 죽사초.

(26) 피부 자극 약 용도로 쓰이는 약초

겨자, 고추, 녹나무, 박새, 산토닌쑥(정유), 소나무.

(27) 피부병(백반병,원형탈모증) 용도로 쓰이는 약초

개암풀, 물강활나물.

(28) 항종양 용도로 쓰이는 약초

금잔화, 기름나물, 산죽(조릿대), 송이버섯, 인동덩굴, 자작나무버섯, 젖풀, 콜키쿰, 회채화 등.

(29) 쿠라레 유사작용 용도로 쓰이는 약초

넓은잎방망이, 빈랑나무, 세네찌오, 시나쑥, 제비고깔, 카말라.

(30) 벌레떼기약 용도로 쓰이는 약초

뇌환균, 마늘, 면마, 백리향, 비자나무, 산토닌쑥, 살구나무, 석류나무, 좀들깨, 쥐꼬리듬북, 청각, 해인초, 향능쟁이(헤노포디초), 호박.

(31) 항미생물 용도로 쓰이는 약초

금잔화, 기나나무, 누가지나무, 누룩곰팡이과 식물, 대풍자, 대황, 마늘, 물레나물, 방선균들, 소나무, 송라, 안식향, 자작나무, 젖풀, 죽사초, 지치, 짧은막대균, 토근, 파, 황경피나무, 황상산.

(32) 살충약 용도로 쓰이는 약초

나도 여로, 담배, 데리스, 박새속 식물, 백부자, 백산차, 아나바시스, 유동소합향, 유칼리나무, 제충국, 토근, 파리풀, 할미꽃.

(33) 게움약 용도로 쓰이는 약초

상사화(리코린), 참외(꼭지), 토근, 로벨리아초.

(34) 맛냄새고침약 용도로 쓰이는 약초

고수, 대회향, 라반둘라, 바닐라, 박하, 소회향, 시트로넬라, 아니스, 정향, 회향.

(35) 고약. 반창고. 젓제의 기초제 원료로 쓰이는 약초

감탕나무, 감편도, 구타페르카고무나무, 기름야자, 낙화생, 대나물, 목화, 복숭아나무, 부들, 살구나무, 석송, 소나무, 아라비아고무, 야자, 올리브나무, 진나무, 카카오, 트라가칸타고무, 해바라기.

제6장

음이온(-ion)

01
음이온(-ion)이란?

세상의 모든 물질은 원자로 구성되어 있다. 원자는 원자핵과 전자로 이루어져 있고, 또 원자핵 속에는 양성자와 중성자가 들어있다. 원자를 구성하고 있는 양성자는 (+)전하를 띠고, 전자는 (-)전하를 띠고 있다.

우리가 양이온이냐 음이온이냐 부르는 것은 양성자 수와 전자 수를 비교하여 전체 전하가 (+)를 띠는지, (-)를 띠는지에 따라 나타내는 것이다. 양성자의 수가 전자보다 많을 때 양이온이라 하고, 전자의 수가 양성자보다 많을 때는 음이온이라 한다. 다시 말해 음이온이란 (-)전하를 띠고 전자의 수가 양성자보다 더 많은 상태의 입자를 의미한다.

"공기속의 비타민"이라고 불리는 음이온은 혈액 중의 전자 농도를 증가시킴으로써 체내 활성산소의 활동을 억제시키고 노화를 방지하는 항산화 작용을 한다. 또한 혈액의 pH 상승에 도움을 주며, 대뇌에 작용함으로써 뇌 속의 세로토닌 농도를 조절하여 불안증이나 긴장감을 줄여준다. 그리고 스트레스 호르몬이 덜 분비되는 환경을 제공해준다. 대기 중에 음이온이 많아져서 인체에 이같은 영향을 주게 되면 결과적으로 혈액순환이나 물질대사가 더욱 활발하게 되고 면역력 증가로까지 이어질 수 있다.

대기에는 언제나 양이온과 음이온이 떠다니고 있다. 특히 음이온은 가벼워 대기 속을 자유자재로 돌아다닌다. 음이온은 호흡을 통해서 또는 피부를 통해서 흡수되는데 음이온은 세포의 신진대사를 촉진하고, 활력을 증진시키며, 피를 맑게 하고, 신경안정과 피로회복 및 식욕증진에 효과가 있어 "공기의 비타민"이라고 한다.

공기는 질소 78%와 산소 21% 및 그밖에 아르곤을 비롯한 다양한 기체 1%로 조성돼 있다. 자연에서는 자외선과 같은 우주선에 의해 공기 중의 원자나 분자가 이온화되며, 천둥 번개가 칠 때도 강한 전기장에 의해 이온화된다.

또한, 지표의 방사성 물질의 방사선에 의해 이온화되기도 하며, 식물의 탄소동화작용을 통해 음이온이 일부 발생된다. 폭포수 인근이나 비가 올 때 음이온이 발생되기도 한다. 공기 중에는 질소가 산소보다 약 3배가량 많으나, 산소는 질소보다 약 100배 이상 전자와 잘 결합하여 음이온을 형성한다(전자 친화도가 크다). 따라서 공기 중의 음이온은 산소 음이온이 거의 대다수이다.

숲속의 공기에는 건강에 좋은 음이온이 양이온에 비해 약 20% 많으며, 순수한 공기가 안정된 상태일 때 음이온과 양이온의 비율은 약 1 대 1.2이다. 맑은 공기는 전반적으로 1cc의 체적에 약 1,000개 이상의 음이온 농도를 보이며, 세계적으로 공기가 좋다고 평가받는 미국의 나이아가라폭포 지역이나 요세미티공원의 공기에는 100,000개 이상이 측정되고 있다.

우리가 음이온을 몸으로 느낄 수 있는 제일 좋은 곳은 폭포나 소나무 숲이다. 이곳에서 느껴지는 공기의 상쾌함은 바로 음이온에서 비롯된다. 비가 내린 뒤의 공원, 물살이 빠른 계곡, 파도치는 해변에서도 비슷하게 체험할 수 있다. 폭포나 숲에는 공기 1cc당 800~2,000개의 음이온이 들어 있다. 반대로 양이온은 오염된 건조한 공기에 많다.

공기 중의 음이온은 거의 대부분이 산소 음이온으로 헬스이온이라 불리고 있다. 산소 음이온이 호흡, 피부를 통해 흡수되면 헤모글로빈과 반응해 혈액에 녹아들고, 혈액순환을 통해 신체 각 기관의 세포로 운반되어 신진대사를 통해 각종 영양소와 에너지를 생산한다.

산소 음이온은 신진대사를 원활하게 하여 건강을 증진하고, 면역체계를 활성화하여 자연치유력을 증진한다. 따라서 우리는 산소 음이온 즉 헬스이온이 풍부한 공기 환경을 조성하여 무병장수의 꿈을 달성하려는 노력을 기울여야 한다.

▶음이온 분포도(1cc당 음이온 발생 수)

- 실내 또는 시내 중심가 = 30~70
- 실외 및 시내 변두리 = 80~150
- 도심 이외 지역 = 200~300
- 산이나 들 = 700~800
- 깊은 산속, 폭포, 바닷가 = 1,000~2,000

02
음이온의 효능

(1) 공기 정화 작용

공기 중에는 존재하는 여러 가지 오염물질 즉 담배연기, 아황산가스, 질소산화물, 일산화탄소, 오존 및 각종 유기물질은 양이온을 형성하고 있는데 음이온은 이들 양이온을 중화 침전시켜 제거하므로 공기를 깨끗하고 신선하게 유지해 준다.

(2) 먼지 제거 및 살균 작용

양이온은 세균이나 먼지, 꽃가루 곰팡이, 오염된 입자들을 자유롭게 떠다니도록 해 공기를 혼탁하게 만드는 반면, 음이온은 이들을 중화, 제거해 준다.

(3) 혈액의 정화 작용

건강한 혈액은 약알칼리성이다. 양이온은 혈액을 병적인 산성으로 만들고 음이온은 산성 혈액을 중화시켜 저항력 있는 약알칼리성 혈액으로 바꿔 성인병, 암, 알레르기 질환 등을 예방해준다.

(4) 세포의 활성 작용

음이온이 많은 혈액을 살펴보면 세포의 움직임이 눈에 뜨일 정도로 높은 것을 볼 수 있다. 이는 세포막의 전기적 물질교류가 촉진되어 세포 내에 영양공급을 원활히 해주고 노폐물은 세포 외부로 배출되게 해준다. 음이온의 증가는 결국, 세포의 신진대사를 왕성하게 하여 칼슘이 증가하게 되고 이로 인해 근육, 특히 심근의 활동을 왕성하게 하여 심장을 더욱 건강하게 한다.

(5) 저항력 증가 작용

우리 몸에 음이온이 증가함에 따라 혈액 중의 감마그로피린도 함께 증가한다. 감마글로불린이란 혈청에 함유되어 있는 단백질의 일종으로 성분 중에는 면역력을 가진 항체를 가지고 있다. 감마글로불린이 증가함에 따라 갖가지 병에 대한 저항력도 증가해 건강해지는 것이다.

(6) 자율신경 조절 작용

음이온이 공기 1cc당 1,000개 이상으로 풍부해지면 뇌에서 α파의 활동을 증가시켜서 걱정과 긴장을 완화시켜 주며, 신경호르몬인 세로토닉(serotonic)과 자유히스타민(freehistamin)을 억제하여 정신운동 수행능력과 긴장완화의 효과가 있다. 또한 음이온은 모든 혈관, 내장 등 우리들의 생각이나 느낌에 반응을 하는 자율신경계를 인체에 유익하도록 조절해 준다.

(7) 통증완화 작용

음이온은 이온화된 칼슘을 증가시키고 엔도르핀, 엔케피린이라는 물질을 발생시킨다. 혈청 속에 칼슘과 나트륨의 이온화율이 상승하면 혈액을 깨끗하게 정화시켜 주고, 피로회복, 체력의 회복뿐 아니라 강한 통증이 있던 부분의 세포를 건강하게 활성화시켜 통증이 완화된다.

03
환경오염과 음이온

환경이 오염된 현대사회에서 살아가는 우리는 매일 원하든 원치 않든 공장과 폐기물처리, 소각시설에서의 오염된 공기와 자동차 배기가스 등의 오염된 공기를 매일 마시고 있으며, 집안에 들어오면 화학물질(化學物質)과 가구류 등에서 발생하는 불결한 냄새와 먼지 그리고 진드기 등 오염된 공기를 마시며 살고 있다.

이 오염물질은 양(+)의 전기를 대전(帶電)시켜서 눈에 보이지 않을 정도의 분진(粉塵) 하나 하나를 양이온으로 변하게 한다. 이 양이온이 체내로 흡수되면 체내의 세포활동이 약해지고 세포가 정상적으로 영양을 흡수하거나 노폐물을 배설하거나 하는 기능이 약해진다. 그 결과 건강을 조금씩 잃어가고 각종 질환을 일으키는 원인을 제공한다.

음이온은 공기 중의 오염된 양이온의 독성을 중화시키거나 정화시키는 작용을 한다. 산림과 폭포에서 발생하는 자연 속의 음이온과 가까운 공기와 물을 만들어 준다.

현재 우리가 살고 있는 대기 중에 자동차 배기가스 등에 의한 공기의 오염이 심각하지만 '음이온 공기이온' 이라는 것을 정확하게 이해하고 있지는 않다. 음이온 공기이온에 대하여 유리전자(遊離電子), 원자(原子), 가벼운 이온, 무거운 이온, 크기가 큰 이온, 작은 이온 등 몇 가지 종류가 있고, 그 중 음이온의 전하(電荷)를 가지고 있는 것이 음이온 공기이온이라고 알려져 있다.

하지만 그것이 실제로는 어떤 물질로 이루어져 있는지는 구체적으로 몰랐고 최근에서야 의료(醫療) 현장에서 임상실험(臨床實驗)으로 음이온 공기이온의 연구가 진행되고, 음이온 공기이온이 인체에 좋은 영향을 준다는 것이 상식(常識)이 되었다.

즉, 음이온 공기이온은 세포막(細胞膜)의 전위에 영향을 주고 물질교환(物質交換)을 촉진한다거나 신진대사(新陳代謝)를 활발하게 하며, 그 결과로서 자율신경(自律神經)을 안정시키고, 교감신경(交感神經)의 활동을 억제한다. 이런 움직임이 염증(炎症) 등의 원인을 억제하기 때문이다.

04
음이온과 질병의 관계

　인간의 몸은 60조 개가 넘는 수많은 세포로 구성되어 있다. 이러한 세포들 사이로 신경과 혈관이 그물망처럼 구성되어 있다. 피를 통해서 세포에 영양공급을 하고 있다. 이런 혈관들은 몸 전체에 퍼져있고, 총 길이만 해도 9,600km 정도로 지구둘레를 2바퀴 반 정도 도는 길이다.

　그러나 60조 개가 넘는 세포들에 그렇게 기나란 혈관을 통해서 영양소를 하나씩 공급을 하는데, 그런 행위나 노동은 상상을 초월한다.

　만약 혈류 속도가 느려진다면, 인간의 육체는 심한 고통을 느낄 것이다. 많은 음이온이 인간의 몸속에 있다. 하지만, 적혈구 속의 헤모글로빈이 산소이온과 조화되어서 음이온을 이용 적혈구를 생산한다. 그러나 이런 효과는 혈액보급에 의한 것이 아니라 적혈구 속의 이온 활동에 의한 것이다. 그러한 효과는 건강한 혈액을 통해서는 거의 나타나지 않는다.

　인간의 건강은 몸 안의 산-염기 균형에 의존한다. 그러나 인간의 몸은 육체적 행동으로 인해 산성 물질이 발산된다. 우리 몸 안에서 음식물이 부패할 때 나타난다. 산-염기의 중립화를 위해서 산성을 내뿜고 균형을 유지해야 하고, 기본적 물질을 필요로 한다. 모두가 잘 알고 있듯이 기본적 구성이 좋은 체계이다.

전기화(가전)하고 이온들이 왕성한 활동으로 혈액 내에서 많은 세포의 분비액과 산-염기 중립화를 유지해 주는 것이다. 음이온은 혈류속도를 증진하고, 우리 몸 기관 사이의 혈액순환을 좋게 하고, 노화 방지, 산이나 독성물질을 무력화하며, 해독작용을 한다.

05
음이온이 신체에 미치는 영향

음이온은 혈액 중의 전자 농도를 증가시킴으로써 체내 활성산소의 활동을 억제시키고 노화를 방지하는 항산화 작용을 한다. 또한 혈액의 pH 상승에 도움을 주며, 대뇌에 작용함으로써 뇌 속의 세로토닌 농도를 조절하여 불안증이나 긴장감을 줄여준다. 그리고 스트레스 호르몬이 덜 분비되는 환경을 제공해 준다.

즉, 양이온이 많은 공기는 건강에 나쁜 영향을 미친다. 양이온이 체내에 들어오면, 건강한 세포에 손상을 주는 활성산소가 되거나, 혹은

[표6-1] 양이온, 음이온의 이온이 인체에 미치는 영향(1)

음이온이 많은 공기	양이온이 많은 공기
면역력이 향상	어지러움, 구토, 두통, 어깨결림
정신 안정	초조, 불안
신체의 기능 향상	동맥경화
호흡기의 기능 향상	천식, 알레르기증
피로감의 경감	치매, 노화 등
상쾌함	피로감

[표6-2] 양이온, 음이온의 이온이 인체에 미치는 영향(2)

항 목	음 이 온	양 이 온
혈관	확장된다	축소된다
혈압	정상으로 된다	높게 된다
혈액	알칼리성 경향으로 된다	산성 경향이 된다
뇨	이뇨작용이 촉진된다	이뇨작용이 억제된다
호흡	횟수가 줄고 편안하다	횟수가 많아지고 괴롭다
맥박	감소된다	증가된다
피로	회복을 촉진시킨다	회복이 늦다
자율신경	기능을 진정시킨다	기능을 긴장시킨다

혈액 중의 수소이온 농도를 높여 혈액을 산성으로 만드는 산화작용을 한다. 세포가 산화되면 세포나 혈액 속에 젖산율이 매우 높아지고, 세포의 신진대사가 저하되어 건강을 해치는 등 각종 질병이 발생한다.

즉, 피로감, 두통, 어지러움, 구토, 어깨결림 등의 비정기적인 이유 없는 증상 호소는 물론, 인체조직의 세포를 산화시키고, 자율신경을 자극하여 내분비계의 면역, 체액의 순환작용을 악화시켜서 노화를 촉진시킨다.

반면에 음이온이 많은 공기는 시원하고 상쾌하게 느껴지고 정신을 안정시키고 신체를 편히 쉬게 하며 특히 호흡기능을 높이고, 총체적으로 인체의 생리작용이 호조되고 자연치유력이 높아져 세포가 활성화된다. 더욱이 자율신경활동도 좋게 한다. 또한 혈액 중에 음이온이 많으면 신진대사가 활발해지고, 산성화로 진행되는 혈액을 중화하고, 혈액을 정화시켜서 건강한 저항력의 알칼리성 혈액으로 변화시키는 등 산화환원작용이 크다. 자연계의 폭포나 계곡 가까이 숲속에서는 심신이 편안해지는 것을 누구나 느낄 수가 있다.

인류의 역사는 1천만 년 이전의 호모사피엔스에서 시작되어 현대에 이르고 있지만, 이 장구한 역사 속에 인간만이 아니라 생물체 전부가 환경에 순응하여 진화해 왔다. 이 지구상에서 환경파괴가 시작된 것이 18세기였다고 하더라도 인류의 역사와 비교해 본다면 일순간에 지나지 않는나. 인류는 이러한 긴 역사 속에서도 숲속과 같은 환경 조건에 순응하여 생활해 온 것이다.

현대인이 이러한 환경에서 상쾌함을 느끼는 것은 당연한 것이고 신체는 이러한 환경에서 생활하는 것이 조건이 된 것이다. 인간의 신체를 만들어낸 기초인 세포는 60조 개 이상이라고 한다.

세포의 움직임은 기초 대사로서 혈액에 의해 운반된 영양소나 호흡에 의해 섭취된 산소를 세포 내로 보내는 작업과 세포 내의 노폐물이나 이산화탄소를 배출하는 것이 주된 임무다. 생명체는 세포의 신진대사에 의해 생명을 유지하는 것 외에 호흡을 통해 자연계에 존재하고 있는 이온을 섭취하고 있다. 섭취된 이온은 세포 내에 옮겨진 세포 표면의 세포막을 경계로 이온 교환이 일어나고 있다.

이온 교환이란 영양소, 산소가 옮겨온 노폐물, 이산화탄소를 배출할 때에 이러한 세포막을 통과시키기 위한 수단으로 세포막을 경계로 그 내측과 외측으로 나트륨과 칼륨 등 전해질의 전하를 교환함에 따라 영양소나 산소와 노폐물이나 이산화탄소를 교환하는 방법이다.

이 방법으로 60조 개나 되는 생명체 세포가 전부 이온 교환이 일어나 이것이 원활하게 기능해야 비로소 건강하다고 할 수 있다. 이처럼 생명체는 대단히 중요한 조직인 이온 밸런스에 의해 성립된다.

이온 밸런스는 신체에 있어서 아주 중요한 것이다. 대기 중 음이온이 많아져서 인체에 위와 같은 영향을 주게 되면 결과적으로 혈액순환이나 물질대사가 더욱 활발하게 되고 면역력 증가로까지 이어질 수 있다.

20세기 초에는 대기 속의 양이온과 음이온의 비율이 1 : 1.2로 음이온이 많았으나, 현재 상태에서는 비율이 1.2 : 1로 불과 한 세기만에 이온 밸런스가 역전되었다.

06
각종 지점의 양이온과 음이온의 비율

(1) 세포를 활성화시킨다.

인간의 세포(細胞)는 세포막(細胞膜)으로 둘러쌓여 있다. 이 막(膜) 속에는 나트륨, 칼륨-ATP 아제 라고 하는 산소가 존재한다. 이 산소가 세포 속의 칼륨이온과 세포 표면에 있는 나트륨이온을 서로 교환시켜서 세포에 영양과 산소가 공급 및 흡수되고 이산화탄소(二酸化炭素)와 노폐물(老廢物)이 배출된다.

체내 흡수된 음이온은 세포막에 작용하고 이와 같은 세포의 이온 교환을 돕는 일을 한다. 음이온이 많은 혈액을 살펴보면 세포의 움직임이 눈에 뜨일 정도로 높은 것을 볼 수 있다. 이는 세포막의 전기적 물질교류가 촉진되어 세포 내에 영양공급을 원활히 해주고 노폐물은 세포 외부로 배출되게 해준다.

음이온의 증가는 결국 세포의 신진대사를 왕성하게 하여 칼슘이 증가하게 되고 이로 인해 근육 특히 심근의 활동을 왕성하게 하여 심장을 더욱 건강하게 한다.

세포 활성화에 의해서 신진대사가 활발하게 되면 혈액은 정화된 상태를 유지한다. 또한 음이온은 동맥경화(動脈硬化) 등의 성인병을 유발시키는 혈청(血淸) 콜레스테롤을 억제하는 등 직접적으로 작용하는 것이 확인되고 있다. 혈액 중의 세균(細菌)을 감싸 살균(殺菌)하는 물질생성을 활성화에 의해 면역계(免役系)를 높이는 효과도 있다.

(2) 피로를 회복시킨다.

음이온은 체내로 흡수되면 체액이 약알카리성으로 되어 몸의 전신(全身)의 신진대사가 활발하게 되고, 그 결과 몸은 축적된 피로물질(疲勞物質)을 완전 연소함으로서 피로회복이 되는 것이다.

(3) 자율신경을 안정시킨다.

사람 몸의 장기(臟器)는 그 활동을 활발하게 하는 교감신경(交感神經)과 그 활동을 억제시키는 부교감신경(副交感神經)이라고 하는 자율신경(自律神經)에 의해 지배되고 있다. 이 2가지의 신경밸런스가 무너지면 여러 가지 장기(臟器)에 장해(障害)가 발생한다. 음이온은 이와 같은 자율신경에 작용하여 그 활동을 안정화시키는 효과가 있다.

β엔돌핀은 뇌내(腦內)에서 분비되는 호르몬으로 행복감, 편안한 느낌을 느낄 수 있도록 호르몬에 작용하여 정신적 안정을 찾을 수 있도록 한다.

(4) 면역력을 높이고 통증을 완화해 준다.

음이온은 자율신경계의 활동을 안정화시키고, 전신(全身)의 세포를 활성화시킨다. 그 결과 면역력을 길러 병과 싸워 이길 수 있도록 해 준다.

우리 몸에 음이온이 증가함에 따라 혈액 중의 감마그로피린도 함께 증가하게 된다. 이는 감마글로불린이란 혈청에 함유되어 있는 단백질의 일종으로 성분 중에는 면역력을 가진 항체를 가지고 있다. 감마글로불린이 증가함에 따라 갖가지 병에 대한 저항력도 증가하게 되어 몸이 건강해 지는 것이다.

양이온이 체내로 흡수되면 체액이 산성화하고 혈액의 흐름이 방해를 받는다. 그 때문에 신진대사가 통증의 원인이 되는 물질이 환부(患部)에 머물러 버리게 된다. 음이온을 의식적으로 체내로 흡수하면 체내의 이온밸런스가 빨리 회복되고, 통증을 완화 또는 제거해 준다.

(5) 알레르기 체질개선을 한다.

음이온은 호흡기계의 알레르기와 식물성 알레르기에 대하여 좋은 효과가 있는 것이 확인되고 있다. 자율신경(自律神經)에 작용하여 알레르기에 대한 저항력(抵抗力)을 높이는 것이 치료이고, 체질도 개선된다.

07
차민스바스겟

(숯+미네랄 스톤+황산마그네슘+칼륨+쇼디움 등)

숯이란 순수한 우리말로 "신선한 힘"이란 뜻이다(옛 조상들의 지혜가 놀랍다. 그 당시의 지식의 한계로 그 실체를 정확히 알지는 못하나 무엇인가 인간에 이로운 기(에너지)가 숯에서 나온다는 것을 이미 알고 "신선한 힘"이라고 명명한 것이다.).

숯이라고 하면 먼저 땔감의 이미지를 떠올지만, 4000년 전부터 이집트에서는 의학용으로 쓰기 시작했고, 의학의 아버지라고 불리는 히포크라테스는 숯이 간질이나 탄저병 치료에 쓰인다고 기록하고 있다.

그 후 오랫동안 우리 기억 속에서 사라지다가 숯의 유용함이 일본 학자들에 의해서 재규명되면서 일본이나 한국에선 숯을 이용한 수많은 제품들이 일상화되고 있는데, 숯은 자연이 준 최고의 선물이다.

음이온은 우리의 건강 유지에 최고의 선물이다. 분명히 우리 제품인 차민스바스겟(참숯+미네랄 스톤 이하 "바스켓")은 만병통치의 치료제는 아니지만, 만병치료를 위한 단단한 뿌리요, 근원 소스인 것만은 확실하다. 바스켓 안의 정선된 참숯은 화학기호상 6개의 탄소의 느슨한 공유결합체로 끊임 없이 음이온을 방출할 뿐 아니라, 바스켓 안에 같이 혼합된(포장된) 미네랄 스톤과 더불어 많은 양의 원적외선을 방출하는데, 이 방출된 원적외선들은 공기 속의 물크로스터들과 접촉하

며 많은 음이온을 '자연적으로' 이중으로 방출하고 있다.(습도조절이 매우 중요)

이미 기술한 것처럼 인위적 팔찌나 목걸이는 액세서리에 불과하며, 이오나이저(실내나 차량의 공기청청기나 음이온 배출 제품들)는 음이온을 배출하는 과정에서 필연적으로 오존을 배출하는데, 이는 살균력이 뛰어나 공기 속의 병균도 죽이나 사람의 세포도 파괴하여 위험하다.

건강한 삶을 위해선 자연적으로 형성되는 음이온이 가득찬 곳에서 생활해야 되는데, 깊은 산속으로 이사를 가든지 아니면, 우리가 제공하는 환경에서 지내는 방법밖에 없다. 아무리 발달된 현대의학으로도 불면증, 식욕부진, 암 등은 여전히 아니 영원히 부작용 없는 치료법을 발견할 수는 없을 것이다.

08
평균수명과 음이온 농도와의 관계

독일의 의학자인 에르테게 박사가 연구한 자료에 의하면, 우리가 호흡하는 공기에 함유된 음이온 농도에 따라 각 지역 주민의 평균수명에 현저한 차이가 있다는 내용이다. 이 때 각 지역의 생활환경의 차이나 기후 풍토 등 특성에 대한 내용이 소개되지는 않았지만, 각 지역에 따른 평균수명의 차이가 무려 85세에서 50세의 차이를 보인다고 한다.

건강한 삶을 영위하기에 필요한 최소한의 음이온 농도인 1cc 약 1,000개에는 턱없이 부족한 양으로 보도되고 있다. 더구나 많은 시간을 실내에서 보내는 현대인에게 경각심을 불러일으키는 점은 실내 장식제에 도포된 각종 화학물질과 실내 각종 가전제품이나 사무기기로 인해 많은 양의 양이온이 생성되어 음이온을 중화하여 음이온이 거의 없다는 것이다.

① 음이온이 풍부한 지역의 평균수명 85세
② 음이온이 부족한 지역의 평균수명 50세
③ 중간인 지역의 평균수명 70세

09
음이온 발생장소(where)

① 휴일은 가족 전체가 폭포, 계곡, 푸른 숲이 많은 교외

② 공원에서는 분수 가까이에서 휴식할 것(나무가 많이 둘러쌓인 곳).

③ 호텔 숙박이나 쇼핑은 인공수로, 인공폭포 등이 잘 갖추어진 곳

④ 실내에는 관엽식물을 둘 것(공기정화식물).

⑤ 이른 아침 5시에 신선한 공기를 방안에 집어넣을 것(하루에 2-3번, 한 번에 20분 이상).

⑥ 목욕할 때에는 샤워욕, 거품욕을 즐길 것(주의: 뜨거운 물은 보일러의 납성분이 나와 해롭다.)

⑦ 가끔은 정원에서 잡초 제거(운동효과도 얻음).

⑧ joy flower shop's Anion therapy center가 제공하는 환경에서 생활하기(일부러 외출할 필요도 없이 일상생활 속에 자연스럽게 건강한 삶을 누리게 된다.).

10
음이온의 발생원리(how)

(1) 자연적으로 생성되는 경우

음이온은 천지가 창조되는 순간부터 공기 속의 산소처럼 존재해왔다. 전기가 방전되면서 음이온이 방출되었다. (전혀 오염이 없고, 온 사방이 음이온으로 가득 찬 환경 속에서, 게다가 모두가 올개닉 식품만 사용하기에 인간의 수명의 길어짐은 당연한 일이다.)

물 분자와 밀접한 관련을 맺는 천연 음이온은 폭포수 근처에서 제일 많이 발견되지만, 이 땅위의 모든 식물이 호흡작용을 할 때도, 태양의 자외선, 원적외선 등에 의해서도, 또 우뢰와 방전에 의해서도 방출되는데 (심한 폭풍우 뒷 날 기분이 아주 상쾌해지게 느껴지는 이유가 이 때문이다.) 세월이 흘러갈수록 대기오염으로 인해 우리가 호흡하는 공기 속에는 음이온보다 양이온이 더 많아지게 된다.

(2) 전기 자극에 의한 발생

소위 '전기 음이온 발생기'에 의해서도 만들어지나 그것들의 일부는 몸에 해로운 오존으로 발출될 뿐만 아니라, 인위적인 제품의 성격상 여행거리가 너무 짧아 우리 몸 안에 정착되는 데는 여러 가지로 문제가 많다.

음이온이 우리 몸에 좋은 물질로 인식되면서 음이온을 만들어내는 에어컨, 공기청정기, 음이온 매트, 음이온 팔찌, 음이온 전기온돌기를 비롯해서 최근에는 음이온이 녹아있는 물이라고 선전하는 여러 광고가 범람하고 그에 따른 많은 문제와 부작용이 발생하고 있다.

그런데 사실상 음이온의 효능을 자랑하는 대부분의 상품이 실제로 만들어내는 것은 음이온뿐 아니라 양이온까지 동시에 만들어낸다는 사실이다.

음이온 생성기의 경우 그 원리는 대부분 높은 전압이 걸려 있는 금속 전극 사이에서 일어나는 방전(스파크) 현상을 이용하는데 그 방전 과정에서 빠른 속도로 움직이는 전자가 공기 중의 산소 분자를 깨뜨리면 오존이 만들어진다.

전압을 너무 높여주면 오히려 몸에 해로운 질소산화물이 만들어지며, 결과적으로 건강에 도움이 되기는커녕 악영향을 끼칠 수 있다는 것이나.

(3) 일부 광물자원의 경우

흔히 보는 음이온 팔찌, 목걸이 등에는 희토류 광물인 토르말린, 귀

[표6-3] 광물 음이온 발생량

재료명	음이온 발생량 cc
토르말린	2,458
귀양석	9,451
맥반석	758
견운모	4,278
자수정	2,052
흑운모	9,076
참숯	8,348
용암	1,345

측정장소	음이온(개/cc)	양이온(개/cc)	측정장소	음이온(개/cc)	양이온(개/cc)
폭포주변	10,000 ~ 18,000	-	전자레인지 주변	-	2,000 ~ 4,000
천둥,번개 우천시	3,000 이상	-	담배연기	-	3,000 ~ 5,000
정원에서 물주기	1,000 ~ 3,000	-	에어컨	-	250 ~ 400
도시주변	80	1,200	사무실	-	550
집안	-	1,600	환기가 되는 사무실	380	-

양석, 모자나이트 등을 이용해서 음이온을 방출하나, 태생적인 한계로 인하여 효과를 볼 수가 없다. 토르말린처럼 계속 흔들어 주거나 모자나이트 경우에는 그 위험한 방사선도 같이 배출된다. 뿐만 아니라 건강에 도움이 되기 위해서는 팔찌 한두 개가 아니라 수십 개를 착용하고 계속 흔들어 주어야 하며 희토류 광물이다 보니 가격도 엄청 비싸다.

인간의 건강에 가장 좋은 장소는

- 차량통행도 공장도 없고, 또 인적도 없는 깊은 산속
- 거기엔 온갖 나무와 수풀로 둘러쌓인 곳
- 높이 30미터 이상의 폭포수가 있는 곳

바로 이런 곳이 신선한 산소, 음이온, 피톤치드로 가득 차 있는 최고의 장소이다.

제7장

꽃차

01
꽃차의 이해

1) 꽃의 정의

잎은 이른 봄 가장 먼저 싹을 틔운다. 그래서 잎은 생명의 탄생이라 할 수 있다. 잎이 자라 하나의 전성기에 도래하면 생명체의 근원을 만나게 되는데 그것이 '꽃'이다. 꽃과 잎과 열매의 중간기에 가장 화려하고 아름다우며 여러 가지의 향내를 내뿜기도 한다.

또한, 꽃대의 솟아오름은 식물에 있어 가장 왕성한 에너지를 발하는 시기이며 복합적인 영양덩어리인 동시에 꽃으로는 자존심의 상징이기도 하다. 하지만 이때가 독성을 많이 가지고 있는 시기라 할 수 있다.

꽃이 피어날 때 꽃을 어떻게 관리하고 다루느냐에 따라 그 결과는 매우 달라진다. 사람에 비교한다면 가장 곱고 아름다우며 왕성한 힘을 발산하는 20대에 비교되는 것으로 꽃이 피어날 때 적당한 수분과 햇빛, 그리고 영양분이 주어졌을 때 아름다운 꽃의 향이나 색을 발산하며 최종적으로 열매에 이르게 된다.

2) 꽃차의 정의

꽃차란 꽃이 지니고 있는 특성에 맞게 꽃의 색, 맛, 향을 그대로 살리면서 제다를 거쳐 꽃의 독성을 없애주고 그 꽃이 가지고 있는 고유의 맛, 향기, 모양, 빛깔을 즐길 수 있도록 법제한 것을 말한다.

제다란 꽃을 세정, 건조, 가공을 통해 약성을 가감하거나 가향을 하는 과정의 개념이다.

3) 꽃차의 유래와 기원

(1) 꽃차의 역사

조선 중기(1589년) 우리나라 최초의 백과사전인 「대동운부군옥」(권문해)에 13가지의 차를 소개하고 있다.

첫 번째로 등장하는 꽃이 산다화(山茶花)라는 '동백꽃차'다.

선조(1610년)의 명에 의해 쓰인 허준의 『동의보감』에도 '무궁화차'에 대해 나와 있고, 1809년 빙허각 이씨가 쓴 『규합총서』에 보면 매화차, 국화차 만드는 법을 다뤘고, 1818년이 능화의 『조선불교통사』에는 귤꽃차에 대한 기록이 있다.

중국 명나라 때 유명한 향편차(香片茶)는 녹차에 신선한 꽃을 섞어서 보관하여 두었다가 향기가 차에 흡착되면 마셨으며 쟈스민차, 국화차, 계화차, 장미차가 유명하다.

도륭의 『고반여사』에 보면 연꽃차 만드는 법도 소개되어 있다. 유럽에서는 오래전부터 꽃을 이용하여 왔는데, 로마의 역사가 필리니(Piny: A.D.23~79)에 의해 장미꽃을 사용하기 시작하면서 많은 꽃차들이 등장한다.

한국, 중국, 일본으로 대표되는 동아시아 3국의 차 문화가 나름대로 특징을 보인다. 중국에서는 향을, 일본에서는 색을, 한국에서는 맛과 멋을 중시하는 경향이 있다.

(2) 꽃차의 유래와 기원

꽃가루와 꽃잎에는 사람에게 이로운 비타민, 단백질, 아미노산, 미네랄, 칼륨, 카로틴, 식물성 섬유질 등이 다양하게 분포되어 있어 이를 적당하게 음용한다면 질병 치료의 보조 효과까지 얻을 수 있어서 예로부터 동서양을 막론하고 식용과 약용으로 이용돼 왔다.

여러 가지 종류의 법제한 꽃들을 섞어서 차로 음용하면 꽃 속에 들어있는 다종 다양한 성분을 동시에 이용하게 되는 장점이 있고 그 성분들이 상승작용을 하여 보다 큰 효과를 얻을 수 있다. 또한 꽃은 맛과 향기뿐만 아니라 보기에도 아름다워 시각, 후각, 미각을 동시에 만족시켜 준다.

우리나라 야생화는 서구의 허브에 비해 향과 맛이 강하지 않아 우리 입맛에 적당하여 야생꽃차의 부드러움을 오래도록 즐길 수 있다. 특히 찻잔 속에 풀어진 꽃의 원형을 보며 시각적인 즐거움을 느낄 수 있는 것 또한 우리 꽃차의 가장 큰 특징이라 할 수 있다. 우리나라 야생꽃의 종류는 수없이 많고 성분 또한 우수하다는 점에서 그 활용도는 무궁무진하다.

우리나라는 차 문화가 가장 화려했던 고려시대에 꽃차가 등장한다. 꽃으로 차와 술을 만드는 등 화식 문화가 발달하였으며 약용식용을 위한 응용 방법이 다양해지기 시작하였다.

(3) 꽃차(덖음 꽃차)의 배경

꽃을 그냥 말려서 차로 이용하는 것이 아니고 덖어서 "덖음 꽃차"로 만들면 더욱 훌륭해진다. "덖다"라는 의미는 "물을 더하지 않고 그대로 볶아서 타지 않을 정도로 익힌다"는 의미를 담고 있다.

덖음차의 배경에는 초의선사가 정리한 『다신전』이 있다. "경인년 중춘 일지암에서 병으로 쉬고 있는 선승이 눈 내리는 창가에서 화로를 안고 삼가 쓰노라"고 쓴 것을 보면 무자년(1828년)에 스승과 함께 칠불선원에서 베껴 온 것을 경인년(1830년)에 마무리했다는 것을 알 수 있다.

02
식용 꽃

1) 식용 꽃의 정의와 유래

꽃은 자태 그대로의 아름다움만으로도 보는 이들에게 즐거움을 준다. 하지만 꽃의 쓰임새는 '관상'에만 한정되어 있지 않다. 그 대표적인 예가 식용 꽃이며 식용 꽃은 식생활을 풍부하게 할 뿐 아니라 훌륭한 영양 식품이기도 하며 보는 즐거움과 먹는 즐거움을 가져다준다. 즉 식용 꽃(edible flower)이란 먹을 수 있는 꽃이다.

일반적으로 관상용으로 생각해오던 꽃은 사실상 인류가 오래전부터 식용으로도 이용해 온 것이다. 고대 인디언들이 사막에서 자라는 식물의 꽃을 일상적으로 먹었다는 기록이 있으며, 우리나라는 예로부터 진달래꽃으로 화전을 부쳐 먹었고 국화주를 담궈 마셨고 원추리꽃을 국거리나 나물로 이용하는 등, 꽃을 식용으로 이용하는 전통이 있었다. 그럼에도 불구하고 꽃 요리는 새로운 분야로 취급받고 있다.

오늘날 식용 꽃은 구미 선진국과 일본에선 보편화되어 다양한 발전을 거듭하고 있다. 꽃에 포함된 약효 성분을 식사와 함께 섭취하여 건강을 도모하는 건강보조식품으로 여겼고 각종 식물의 꽃잎을 원료로 만든 음식과 식품을 "화찬"이라 한다. 꽃 음식은 꽃 쌈밥, 화전 등 종류도 다양하며 아름다운 색과 독특한 향을 가지고 있으며 보기에도 좋다. 이제 꽃은 관상용의 가치를 벗어나 보면서 즐기는 개념에서 다양한 먹거리의 이용으로 그 범위가 확대되고 있다.

배추꽃, 무꽃, 갓꽃, 유채꽃, 배초향, 들깨꽃 등은 먹으면 독특한 향이 있다. 주로 약용으로 쓰이는 허브 식물들의 꽃도 먹을 수 있는 것이 많다.

또 개나리, 진달래, 국화꽃, 매화 등등의 들꽃들도 먹을 수 있다. 꽃은 그 향을 즐기고, 아름다운 빛깔을 감상하고, 부드러운 촉감을 느끼기 위해 먹는다. 또한 꽃에는 다양한 영양소가 있고 약효도 있다.

일반적으로 꽃가루 속에는 35%의 단백질, 22종의 필수 아미노산, 12종의 비타민, 16종의 미네랄을 함유하고 있는 것으로 밝혀졌다. 뿐만 아니라 금잔화의 경우 꽃잎 100g당 칼륨이 410㎎, 카로틴이 1900㎎ 정도 들어 있는 등 꽃잎 자체도 갖가지 영양소를 포함하고 있다.

2) 식용 꽃의 활용

'화전'하면 우리는 진달래 화전을 떠올리지만, 예로부터 봄에는 진달래, 여름에는 장미, 겨울에는 국화로 계절에 따라 제철 꽃을 장식하여 화전을 부쳤다. 꽃에서 놀라운 발견은 보기에만 예쁜 것이 아니라 비타민, 미네랄 등 영양소가 풍부하다는 사실이다.

어떤 꽃에는 항산화 작용을 하는 폴리페놀이나 플라보노이드의 함량이 채소, 과일보다 100배나 많다는 것이다. 꽃의 종류마다 식감 또한 조금씩 다른데, 아삭아삭한 맛이 나는 양란은 샐러드로 먹기에 좋고, 한련은 튀김으로 요리하면 맛있다.

팬지는 약간의 단맛이 있기 때문에 디저트용의 활용에 좋고, 카렌

듈라는 열에 강한 편이라 밥을 할 때 함께 앉히면 노랗고 예쁜 꽃밥을 만들 수 있다. 보기에도 좋고 영양분도 풍부하다.

식용 꽃의 꽃잎은 심한 열을 가했을 때 색이 투명해지거나 지푸라기처럼 노르스름하게 갈변한다. 그러므로 보통 비빔밥이나 나물로 무쳐 먹는 등 열을 가하지 않는 요리에 많이 활용해 채소처럼 즐길 때가 많다. 화전을 만들 때는 열을 가해져도 크게 변색되지 않는 꽃을 이용해야 하며 요리의 마지막 단계에서 장식처럼 올리고 살짝 불기운만 더해 제 색을 낼 수 있도록 하면 된다. 알레르기를 일으킬 수 있는 꽃술은 떼어 내고 꽃잎만 따서 사용하면 좋다.

3) 화분의 성분과 응용

야생꽃차의 핵은 꽃가루다. 꽃가루는 꽃의 수술의 생식세포로 암술에 붙어서 발아하고 성장한다. 흔히 정력으로 표현하는 스태미너의 본래의 뜻은 라틴어로 스태먼(Staman 수술)이다. 스태먼이 두 개 이상 모였을 때 사용하는 말로 수술 또는 본질이라 한다.

수술의 특징은 화분을 가지고 있다는 것이다. 화분은 꽃의 정수이며 수컷 성질의 생식세포를 가지고 있어 스태미너를 정력으로 표현하는 이유이다.

화분은 암술의 끝에 달라붙으면 재빨리 화분 관을 펴서 암세포 쪽으로 열심히 옮기며 점점 관을 늘려나간다. 놀라운 힘을 가진 화분을 암술이 긴 백합꽃의 경우 2일 만에 무려 2만 배로 자란다. 화분의 이러한 생명력이 인체에 흡수되면 성장촉진 체력 증진에 유효하리라는 것은 쉽게 이해할 수가 있다.

(1) 화분의 성분과 응용

화분의 성분	화분의 응용
22종의 아미노산, 성장호르몬, 여러 종류의 비타민, 무기질, 탄수화물, 단백질, 지방, 무기질, 효소, 식물호르몬, 항생물질 등	기관지염, 간염, 동맥경화, 전립선염, 조기 노화, 빈혈, 허약 체질, 중독 증상 등

(2) 약초의 성질과 맛

약초의 성질은 물리화학적 성질을 말하는 것이 아니라 생체에 대하여 어떤 반응을 나타내는가 하는 것을 가리키는 동양학적 개념이다.

성질의 종류는 찬 성질(한성), 서늘한 성질(량성), 따뜻한 성질(온성), 더운 성질(열성)로 이 네 가지 성질을 4기 또는 4성이라고 한다. 이 외에도 평한 성질이 있지만, 그 성질이 따뜻하거나 서늘한 어느 한쪽에 치우치게 되므로 크게 네 가지로 구분한다.

성질 가운데 매우 찬 성질(대한), 약간 찬 성질(미한), 매우 더운 성질(대열), 약간 따뜻한 성질(미온) 등도 있는데 이것은 별개의 성질이 아니고 4가지 기본성질과 비교하면 약간의 정도 차이가 있다는 것을 밝힌 것이다.

일반적으로 찬 성질과 서늘한 성질은 음에 속하는 성질로서 열을 내리고 음을 보하는 약효를 나타내며, 더운 성질과 따뜻한 성질은 양에 속하는 성질로서 한을 없애고 몸을 덥혀주며 양기를 보하는 약효를 나타낸다.

(3) 성질의 종류(4氣, 4性)

음陰		양陽	
찬 성질(寒性한성)	서늘한 성질(凉性량성)	따뜻한 성질(溫性온성)	더운 성질(熱性열성)
매우 찬 성질(大寒대한)	약간 찬 성질(微寒미한)	매우 더운 성질(大寒대한)	약간 따뜻한 성질(微溫미온)

(4) 맛의 종류와 작용

매운맛 (신미)	땀을 나게 하고 병사를 흩어지게 하며 기와 피를 잘 돌게 한다. 폐에 작용하여 폐를 보양한다. 몸을 따뜻하게 해주고 기혈(氣血)의 순환을 좋게 하여 멈춰있는 것을 발산시켜 주는 작용을 한다.
단맛(감미)	보 하는 작용과 완화 작용을 한다. 단맛을 가진 식품은 비(脾)에 작용하며 비장을 보양한다. 또 위의 긴장을 완화하여 증을 없애고 몸이 쇠약한 것을 보양하고 자양강장 작용을 한다.
신맛(산미)	수렴작용과 소염작용을 한다. 신맛을 가진 식품은 간에 작용하여 간을 보양한다. 지나치게 나가는 것을 억제하여 근육을 수축하는 작용이 있어 소염, 잘 때 흘리는 땀, 만성 설사, 빈뇨, 유정(遺精) 등에 효과적이다. 그러나 이들 식품을 과식하면 그 수축 작용으로 인하여 몸 안의 발산을 방해한다.
쓴맛(고미)	습을 없애고 열을 내리며 기를 내리고 설사를 일으킨다. 쓴맛의 식품은 심(心)에 작용하여 심을 보향한다. 몸의 열을 없애고 습을 제거하는 작용이나 강하작용을 하여 몸을 가뿐하게 한다. 그러나 과식하면 양기를 잃게 된다.
짠맛(함미)	습을 없애고 오줌을 잘 나가게 한다. 짠 식품은 신(腎)에 작용하여 신을 보양한다. 또 응어리를 연화시키는 작용이 있어 변비, 임파선종창에 효력이 있다. 그러나 과식하면 신의 정력이 약해진다.

03
꽃차의 다양한 제다법

■ 구증구포로 법제 그리고 채취

(1) 법제란

표제, 포구, 포자, 수제라고도 하며 법제하고자 하는 약제나 꽃차의
질과 치료 효능을 높이고 보과, 조제, 제제하는 데 편리하게 할 목적
으로 가공 처리하는 방법을 통틀어 이르는 말이다.

(2) 법제하는 목적

법제할 약이나 꽃차의 독성과 자극성을 없애 안전하게 쓰기 위해서
다. 또한 법제할 약이나 꽃차의 치료 효능을 높이고 약효를 변화시켜
치료를 합리적으로 하기 위해서이기도 하다. 또한 약제나 꽃차를 조
제, 제제하는데 편리하고 오래 보관하기 위해서도 한다. 이밖에 약제
에 들어 있는 잡질과 약재로 쓰이지 않는 부분을 없애며 추출에 편리
하게 자르거나 가루 내는 것도 법제에 포괄된다.

(3) 구증구포

약제나 꽃차를 법제하는 방식은 구증구포로 한다. 구증구포란 쪄서
말리기를 9번 거듭하는 것을 말한다. 동의고전에는 약재를 거듭 찌거
나 오랫동안 찌면 약재의 질이 좋아진다고 하였다. 그대로 찌거나 또

는 술, 식초 등 약재 보조 재료에 담갔다가 찐다.

구증구포는 원래 한약 제조법으로 한방에서는 포제법이라고 부른다. 이 제조법은 당나라 때 『신수본초』와 『식료본초』란 책에 처음으로 거론 된 후 지금까지 사용되어 왔다. 찐다고 하는 증(蒸)은 불로 물을 끓여서 증기를 내어 약물을 익히는 것으로 물과 불은 만물의 생명을 낳고 길러주는 중요한 두 요소이다.

햇빛에 말리는 포(日暴)는 푹 찐 약물 속에 들어 있는 수분을 모두 제거하고 난 성분만을 가진 약물 농축 과정이다.

04
꽃차 만들기

1) 꽃차의 제다법

꽃차의 제다법은 다양하다. 자연 건조, 건조기 건조, 찌는 방법, 방바닥 등 따뜻한 곳에서 말리는 열 건조 방법, 데치는 방법, 찌고 말리는 방법 그리고 덖음하는 방법 등이 있다.

(1) 제다법의 종류

(가) 덖기

꽃 자체의 수분으로 익힘과 식힘을 동시에 하며 덖음과 식힘의 과정을 반복하면서 숙성되어 맛과 향이 부드럽고 좋다

▶ 준비물
솥 혹은 프라이팬, 나무주걱, 부채 및 선풍기, 장갑, 나무 핀셋

▶ 방법
① 내용물을 깨끗이 씻어 손질한다.
② 씻은 내용물을 소쿠리나 채반에 담아 물기를 제거한다.
③ 뜨겁게 달구어진 솥이나 프라이팬에 내용물을 넣고 나무주걱과

손으로 골고루 젓는다. 꽃차를 덖을 때 직접 손을 사용하는 이유는 차의 재료들이 어느 한쪽에 치우침이 없이 골고루 덖어지게 하기 위해서인데 솥과 재료가 뜨거우므로 반드시 깨끗한 장갑을 끼고 덖는 게 좋다.

④ 순이 죽으면 물기를 머금은 내용물을 한지나 채반에 널고 부채나 선풍기를 이용하여 갓 덖은 재료의 열을 식힌다.

⑤ 내용물을 채반에 골고루 펴서 널어 바싹 말린다.

▶ 주의 사항

너무 오랜 시간 덖어 내용물이 타는 일이 없도록 한다. 덖은 내용물을 오랜 시간 그대로 두면 내용물의 색이 변하므로 덖는 순간 바로 널어 말린다. 한 번 마르면 내용물을 분리하는 일이 어려우므로 종류에 따라 말릴 때 미리 내용물을 적당한 크기로 분리한다.

마르는 중간 중간에 내용물을 뒤적여서 내용물이 채반이나 한지에 달라 붙지 않도록 한다. 손으로 만져 봐도 바삭바삭한 느낌이 들 때까지 바싹 말린다.

(나) 찌기

꽃에 더 많은 수분을 주어 색과 맛의 변화가 생기고 건조하는 시간이 길어진다.

▶ 준비물

솥 혹은 냄비, 조리용 철망, 나무 핀셋

▶ 방법

① 조리용 철망에 내용물을 가지런히 올린다.
② 물을 미리 끓여 놓고 물에 닿지 않도록 내용물이 담긴 철망을 얹는다.
③ 용기의 뚜껑을 닫고 내용물의 순이 죽을 정도로 증기를 쏘여 찐다.
④ 나무 핀셋을 이용하여 내용물을 하나하나 채반이나 한지에 넌다.

▶ 주의 사항

① 찌는 시간이 너무 짧으면 내용물의 색이 변하고 소독이 되지 않으므로 적당히 쪄 준다.
② 찌는 시간이 너무 길면 내용물이 가지고 있는 색이 빠지거나 물기를 너무 흡수하여 다루기가 힘이 든다.
③ 꽃잎의 순이 죽고 꽃잎의 뒷면에 물기가 맺힐 정도로 찌면 적당하다.
④ 찌는 중간에 용기의 뚜껑을 자주 열면 내용물의 색이 바랜다.
⑤ 내용물이 꽃잎일 경우에는 꽃 수술 부분을 위쪽으로 향하게 하여 찐다.
⑥ 찐 꽃잎을 말릴 때도 꽃 수술 부분이 위쪽을 향하도록 한다.
⑦ 말릴 때 꽃잎이 서로 겹쳐지지 않도록 주의한다.
⑧ 마르는 중간 중간에 내용물을 뒤적여서 내용물이 채반이나 한지에 달라붙지 않도록 한다.

2) 꽃차의 덖음

꽃의 특성에 따라 온도의 최고점을 찾는 것이 중요하다.

보통 낮은 온도에서 시작하여 꽃의 수분을 서서히 제거하며 덖음과 식힘을 반복하는 작업이다. 특히 덖음 꽃차를 제다할 때는 식힘이 중요하다.

처음부터 식힘을 하는 것은 아니며 팬의 불이 두 번을 꺼졌다 켜졌다를 끝내고 나면 한 번 식힘을 하면 된다. 두 번째 덖음은 팬의 불이 꺼졌을 때 한 번 식힘을 하면 된다.

이렇게 덖음과 식힘을 9회 정도 반복하면 마지막 덖음에서는 높은 온도에서 한 번 덖음을 한 뒤 팬의 불을 끄고 팬 뚜껑을 닫아 잠재우기를 하면 덖음 꽃차가 완성된다.

3) 덖음 꽃차

꽃차를 덖음하는 것은 발효 과정을 거치면서 숙성된 맛을 내기 위함이다.

덖음은 구증구포란 숫자로 꽃의 덖음과 식힘을 아홉 번 거듭한다는 것이며 갓 구워낸 빵 냄새가 날 때까지 해야 하는 이유 중의 하나다.

꽃차의 제다 과정에서 덖음을 하면 익힘이란 과정을 거치게 된다. 덖음 꽃차의 이러한 과정은 꽃차를 우림해서 음용할 때 칼라와 맛이 전혀 다르다.

또 덖음 꽃차는 시간이 지남에 따라 숙성 과정을 다시 거치면서 맛과 향이 살아나고 더욱 깊은 맛을 갖게 된다. 그러므로 덖음 꽃차는 시간이 지나고 해가 갈수록 맛과 향이 더 깊어지고 좋아지는 것이 특징 중의 하나이다.

05
우리나라 꽃차의 종류와 효능

(1) 춘곤증에 좋은 매화꽃차

유난히 추웠던 긴 겨울도 이젠 끝자락이 보이고 봄날 같이 따뜻한 햇볕을 보니 곧 봄이 다가올 듯하다. 추위가 가고 따뜻한 햇살이 가득하면 온 몸이 나른해지고 기분도 처지기 쉬운 봄에는 향기로운 매화꽃차가 좋다. 매화꽃차는 머리를 맑게 해주고 집중력 향상에 효과가 있다. 또한 향이 매우 강하기 때문에 3~4송이만 넣어도 입 안 가득히 매화 향을 느낄 수 있다. 매화꽃차는 매화꽃을 살짝 얼렸다가 꺼내어 따뜻한 물에 우릴 때 향이 가장 강하고 맛도 좋다. 하지만 너무 오래 우리면 떫은 맛이 강해지니 2분 정도 우려내는 것이 적당하다.

(2) 염증 완화에 좋은 매리골드차

매리골드는 금잔화라고도 불리며 루테인 성분과 카로티노이드, 플라보노이드, 라이코펜, 비타민C 등이 함유되어 있어 눈 건강에 좋다. 또한 항균, 소염작용이 뛰어나 아토피에 효과적이며 신진대사를 원활하게 해준다. 두통, 해열, 발한작용으로 열감기. 피로회복에 좋으며 목 염증이나 상처에 좋다.

(3) 혈압을 낮춰주는 유채꽃차

유채는 '하루나'라고도 불리는데, 꽃은 맵고 시원한 성분을 가지고 있으며, 유채꽃 씨앗에서 추출한 기름이 '카놀라유'다. 유채꽃은 비타민A, 비타민B, 비타민C, 칼슘, 철분이 다량 함유되어 있으며 독을 차단해 주며 눈을 맑게 해준다. 혈압을 낮춰주고, 고혈압을 예방하고, 혈액 순환을 원활하게 하여 고지혈증, 빈혈을 예방한다. 만성변비와 부인병, 신경과민과 우울증에도 좋다.

(4) 당뇨와 습진에 좋은 개나리꽃차

개나리꽃은 쓰고 찬 성질이 있으며 꽃차의 맛은 평이하다. 당뇨에 특히 효과가 있으며 이뇨, 소염작용과 해열, 항균작용으로 기관지의 기능을 높여주고 몸의 면역력을 향상시켜 준다. 개나리꽃이 지고 난 자리에는 열매가 맺히는데 열매는 한방에서 한열, 발열, 화농성 질환, 종기, 신장염, 습진 등에 처방된다.

(5) 간 기능에 좋은 과꽃차

과꽃은 과부의 정절을 지켜준다는 뜻으로 취국, 당국화라고도 부른다. 예로부터 약재로 사용해 왔다. 눈이 충혈됐거나 침침할 때 맑게 해주는 효능이 있고 간 기능을 향상시켜주며, 머리를 맑게 하고 피로 회복에 좋다.

(6) 천연 항생제 아카시아꽃차

여름의 시작을 알리는 향긋한 아카시아는 항생제 내성으로 고단위 항생제에 아무런 반응이 없는 환자에게 쓸 수 있다는 천연항생제다. 아카시아꽃의 로비닌이란 성분은 이뇨작용과 해독작용에 효능이 있으며, 특히 만성중이염 치료에 좋은 효과가 있다. 아카세틴이란 성분은 소염작용과 이뇨작용을 도와주며 이담작용에도 효과적이다.

(7) 기관지에 좋은 달맞이꽃차

달맞이꽃차는 생리증후군과 관련된 유방 통증에 좋으며, 습진이나 관절통 등에도 사용된다. 감기와 인후염에 특히 좋으며 한방에서는 고혈압과 감기, 신장염, 인후염, 해열 등을 치료하는 약재로 사용된다.

(8) 천식에 좋은 진달래꽃차

진달래꽃차는 기침을 멈추게 하는 효능이 있으며 특히 천식의 증상을 완화시키는 효능이 있다. 감기로 인한 두통을 완화시켜주고, 혈액의 순환을 원활히 도와 혈압조절에 도움이 된다.

(9) 심신안정에 좋은 목련꽃차

나무에 피는 연꽃이라 하여 목련이라고 불리는 목련꽃은 기관지의 수분과 영양분을 동시에 보충하여 기관지 건강에 도움이 된다. 목과 코에 청량감을 주어 불안 증세나 우울증 증상을 완화하여 심신안정에 좋다.

(10) 소화불량에 좋은 모과꽃차

모과꽃차는 소화가 안 될 때 소화기능을 돕는 효과를 가지고 있으며, 풍이 와서 몸이 결릴 때나 마비증상이 있을 때 꾸준히 복용하면 증상을 완화시키는 효과가 있다.

(11) 식중독 해독에 좋은 벚꽃차

봄의 시작을 알리는 벚꽃은 예로부터 한방의 약재로 사용되어 왔다. 신염과 당뇨, 무좀, 습진 등에 효과가 있으며 예로부터 숙취나 식중독의 해독제로 사용되었다. 각종 비타민이 함유되어 있어 감기 등을 예방하여 면역력 강화에도 도움이 된다.

(12) 부인병에 좋은 홍화차

부인병에 좋은 홍화차는 정혈제, 냉습, 울혈, 어혈에 의한 통증 등에 효과가 있다. 소염작용이 뛰어나 눈의 충혈이나 결막염 등의 안과 질환을 예방해준다. 혈액순환을 도와 콜레스테롤의 수치를 낮춰주고 동맥경화를 완화시켜주는 효과도 있다.

06
사계절 꽃차의 종류와 효능

봄꽃 : 민들레꽃차의 효능은 피를 맑게 해주며 소화기, 호흡기 질환에 무척 좋다. 민들레꽃에 함유된 아르디니올, 프라보산틴, 루테인 등의 항노화 성분은 노화방지에 큰 효능이 있어 머리를 검게 해주는 효과도 있다.

여름꽃 : 달맞이꽃차 효능은 피부미용에 무척 좋은 효능을 갖고 있기 때문에 여성에게 권하는 꽃차인데, 달맞이꽃차는 감마리놀렌산이 풍부하게 함유되어 있어 피부 노화, 면역력 향상, 여성 호르몬이 조절되어 여성 질환 및 갱년기 증상에 효과가 있다.

가을꽃 : 국화차는 머리를 맑게 해주며 두통, 어지럼증에 효과적이다. 바쁜 수험생, 직장인들에게 국화차처럼 좋은 꽃차는 없다. 국화꽃차의 효능은 눈의 피로, 시력 회복에 도움이 되고 비타민C 성분이 함유되어 있어 피부미용에도 무척 좋다.

겨울꽃 : 매화꽃차 효능은 피부에 좋아 기미, 주근깨가 생기는 것을 방지하고 해독, 숙취해소에 좋기 때문에 술 먹은 다음날 숙취를 풀기에 너무 좋다. 쌉쌀한 맛이 있어 보통 시중에서 판매되는 헛개수보다 약간 더 쌉쌀하다.

제8장

컬러푸드

01 컬러푸드의 정의

01
컬러푸드의 정의

최근 웰빙 열풍과 함께 '컬러푸드(color food)'가 주목받고 있다. 컬러 푸드는 건강에 도움이 되는 고유의 색상을 가진 자연식품을 말한다. 과일과 채소 등에 함유된 천연색소가 몸에 나쁜 체내 활성산소를 제거하고 면역력을 높여 각종 질병을 예방한다는 것이 연구결과로 밝혀졌다.

미국암협회는 컬러푸드의 항암효과에 주목해 하루에 5가지 이상 색깔의 채소나 과일을 먹으면 절대로 암에 걸리지 않는다며 'Five a day'라는 공식 구호를 쓰며 다양한 컬러푸드 섭취를 권장하고 있을 정도다.

1) 먹을수록 몸에 좋은 것이 과일과 채소?

먼저 신장 질환자는 칼륨 배설 능력에 문제가 있기 때문에, 수박이나 참외 등을 피해야 한다. 더욱이 혈액 투석까지 받는 상황이라면 칼륨이 많이 들어있는 과일 등을 더더욱 조심해야 한다. 컬러푸드가 우리 몸에 이롭다는 사실은 특정 환자들에게는 적용되지 않는다. 특히 당뇨 환자에게 다양한 색깔의 과일들은 되레 안 좋은 결과를 초래한다. 적당량을 넘어 과일을 과다 섭취하면, 급속도로 혈당이 오를 수 있기 때문이다. 마지막으로 암 환자도 과일이나 채소를 조심스럽게 섭취해야 한다. 특히 항암 치료를 받는 중이라면, 날 것의 음식들은 감염 등의 위험이 있으니 되도록 익혀 먹는 것이 좋다.

2) 색과 성분에 따라, 맛도 영양도 다르다

질환을 앓지 않는 건강한 사람이라면, 컬러푸드는 두루 우리 몸에 이로운 식품이라 할 수 있다. 가장 흔하게 알려진 사실은 노화 예방과 면역력 증가, 콜레스테롤 수치 등을 낮춰 각종 성인병에서 보다 자유로운 몸으로 재탄생된다는 것이다.

피토케미컬에 의해 각기 다른 색깔을 지닌 과일과 채소는 이 세상에 너무도 많다. 피토(Phyto)는 식물을 뜻하고 케미컬(Chemical)은 화학을 뜻하는데 이 다양한 색과 성분에 따라 맛도 다르지만 영양도 확연히 다르다. 색깔별로 다른 영양과 효능을 숙지해둔다면, 자신은 물론 가족의 건강까지 오래도록 챙길 수 있다.

[그림8-1] 컬러(color)푸드의 색상

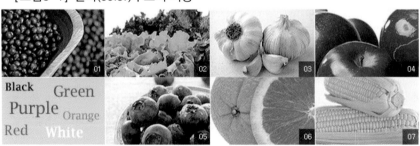

(1) Black : 검은콩, 검정 쌀, 검은깨, 메밀

병문안 갈 때 가장 많이 들고 가는 것이 검은콩이 주재료인 두유가 아닐까. 바로 블랙푸드의 주성분인 안토시아닌은 면역력과 기력을 회복시켜주는 효능이 있기 때문이다. 또 콜레스테롤 수치를 낮춰주고, 심혈관 질환이나 암 예방에도 적지 않은 영향을 준다.

(2) Green : 브로콜리, 상추, 녹차, 솔잎

가장 흔하게 만날 수 있다 보니, 섭취도 쉽고 간단하다. 그린푸드는 클로로필 성분이 많이 들어있어, 우리 몸의 노폐물 제거에 탁월한 기능을 발휘한다. 간도 튼튼하게 하고, 폐를 건강하게 해줘 술 담배가 잦은 성인 남성들의 경우엔 이 그린푸드 섭취가 절대적으로 필요하다.

(3) White : 마늘, 양파, 콩

마늘이나 양파, 콩만 보더라도 공통점을 쉽게 유추해낼 수 있다. 땅 속에 묻혀있고, 그 성질이 아주 강하고 맛도 맵다. 화이트 푸드의 특징은 몸속 나쁜 기운을 내쫓고, 다양한 세균에 맞서 강한 면역력을 우리 몸에 구축시킨다.

(4) Red : 토마토, 사과, 석류, 고추

붉은색은 심장과도 같다. 그렇다 보니 심장은 물론 혈관 건강에 좋다. 또한 암이나 동맥경화를 예방할 수 있고, 노화 방지에도 효능이 탁월하다. 토마토는 되도록 날 것이 아닌, 열을 가하면 그 효과는 배가 된다.

(5) Purple : 포도, 자두, 블루베리, 가지

퍼플푸드의 항산화 작용은 뇌졸중이나 뇌 질환 등에 좋다. 이미 암을 앓고 있는 환자들에겐 더 이상의 암세포 증식을 줄여주는 효과도 있다. 또한 포도 다이어트가 유행이었던 것처럼, 식욕을 억제시켜 소식하는 건강한 몸으로도 바꿔준다.

(6) Orange : 오렌지, 당근, 망고

비타민C를 먼저 이야기하지 않을 수 없다. 면역력을 높여주고 피부 건강에도 직접적인 영향을 전달한다. 감기 예방은 물론 눈의 피로까지 말끔히 풀어줘, 우리 몸에 생기를 전달한다.

(7) Yellow : 옥수수, 자몽, 바나나, 카레

항암 효과는 물론, 노폐물 제거와 뇌 건강에 좋은 식품들로 이뤄진 옐로우 푸드. 카레의 효능만 열거해도 그 수를 헤아릴 수 없을 정도인데, 인도인들은 이 카레 덕분에 알츠하이머 발생률이 다른 나라의 4분의 1에 불과하다는 연구 결과가 있다.

3) 컬러푸드의 5가지 색상과 효과

- 레드 : 리코펜·폴리페놀 풍부…항암 효과·면역력 증강에 도움
- 그린 : 채소에 많은 글로로필…피로 회복·노화 늦춰주는 효과
- 블랙&퍼플 : 흑미·검정콩 함유된 안토시아닌…혈액순환에 좋다
- 옐로 : 카로티노이드 성분…항암·항산화·노화 예방 등에 탁월
- 화이트 : 마늘·양파 속 플라보노이드…바이러스 저항력 증진

(1) 레드 : 뛰어난 항암 효과에 면역력 증강

빨강색의 채소와 과일에는 리코펜과 폴리페놀이 풍부하다. 이들 성분은 항암 효과가 뛰어나고 면역력을 높인다. 또 체내의 불필요한 활성산소를 제거하는 항산화 효과가 있어 혈관과 심장을 튼튼하게 하고 혈액순환을 돕는다.

타임지가 선정한 암 예방 식품 1위에 오른 토마토가 대표적인 레드푸드. 각종 무기질과 비타민이 풍부하고 열량이 낮다.

적포도주의 폴리페놀 성분은 과육보다는 씨와 껍질에 많으며 심장질환 예방에 효과가 있다.

고추의 매운맛을 내는 캡사이신은 암 예방, 항산화 작용, 식욕촉진 효과 등이 있다.

당근 등 주황빛을 띠는 컬러푸드에 많이 함유된 베타카로틴은 대표적인 항산화 성분으로써, 피부와 신체의 노화를 늦춰준다. 베타카로틴은 껍질에 많으며 지방으로 조리하는 것이 흡수율이 높다.

(2) 그린 : 피로 풀어주고 세포 재생 도움

녹색식물의 엽록소(글로로필)는 유해물질을 인체 밖으로 배출하고 콜레스테롤 수치를 낮춰준다. 또 신진대사를 원활하게 하고 피로를 풀어주며 세포 재생을 도와 노화와 암 예방에 도움을 준다.

글로로필은 지나치게 가열하면 색이 변하고 효과가 약해지기 때문에 생으로 먹기 어려울 경우에는 살짝 데치거나 주스로 만들어 먹는 것이 좋다.

녹차의 주성분인 카테킨은 항산화, 항암 효과가 있으며, 냄새를 없애는 기능이 탁월하다. 매실은 구연산, 사과산, 호박산 등 유기산을 함유하고 있어 신맛이 강한데, 음식과 핏속의 독소를 없애는 효능이 있다.

브로콜리는 항산화, 항암 효과가 있는 베타카로틴, 비타민C·E, 셀레늄 등을 함유하고 있다.

시금치와 쑥갓에는 칼슘과 철분같은 무기질이 풍부해 빈혈과 골다공증 예방에 도움이 되며 세균에 대한 면역력을 키워준다.

(3) 블랙&퍼플 : 혈액순환 개선시켜 심장질환 예방

블랙푸드의 검은 색소 안토시아닌은 항산화 효과가 뛰어나 혈액순환을 개선시켜 심장질환의 위험을 낮추는 등 성인병 예방에 탁월하다. 또 피부 탄력을 높여주고 눈의 피로를 풀어줘 시력을 보호한다. 이와 함께 블랙(퍼플)푸드는 식욕을 억제시키는 효과가 있어 다이어트 음식으로도 좋다.

안토시아닌 성분은 물에 잘 녹으므로 흑미나 검은콩은 물에 오래 담궈두지 않는 게 좋다. 포도, 블루베리, 가지 등 보라색 식품은 뇌졸중 위험을 감소시키고 암세포 증식을 억제하는 폴리페놀 성분과 바이러스 세균을 잡는 화합물이 많이 포함돼 있다.

특히 가지에는 철분, 칼슘, 무기질, 비타민A, B1, B2 등 각종 영양소를 다량 함유하고 있고, 열량이 낮아 다이어트에도 도움이 된다.

검은쌀(흑미)은 칼슘, 인, 철, 비타민 B군이 다량 함유되어 있다. 검은콩은 단백질, 섬유소, 칼슘, 철, 아연이 풍부하여 두뇌 활동을 촉진하고 골다공증 예방, 호르몬 분비 조절, 항암·항산화 효능이 있다.

(4) 옐로 : 항암 · 항산화 · 항노화 효과 탁월

노란색의 카로티노이드 성분은 항암, 항산화, 노화 예방 효과가 있다. 늙은 호박에 들어있는 식이섬유는 장운동을 활발하게 해주며 혈압조절 기능이 있다.

　단호박은 베타카로틴과 비타민E를 함유해 혈액순환을 촉진해 몸을 따뜻하게 한다.

　고구마는 노란색이 짙을수록 베타카로틴 함량이 많아 구강암, 위암, 식도암, 후두암 예방에 효과가 있다. 또 고구마에는 비타민B·C

[그림8-2] 5색 음식의 효능

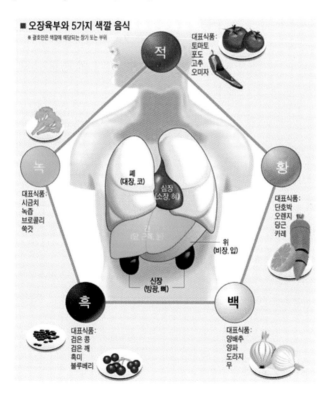

■ 오장육부와 5가지 색깔 음식

※ 괄호안은 색깔에 해당되는 장기 또는 부위

적
대표식품:
토마토
포도
고추
오미자

녹
대표식품:
시금치
녹즙
브로콜리
쑥갓

황
대표식품:
단호박
오렌지
당근
카레

폐
(대장, 코)
심장
(소장, 혀)
간
(쓸개, 눈)
위
(비장, 입)
신장
(방광, 뼈)

흑
대표식품:
검은 콩
검은 깨
흑미
블루베리

백
대표식품:
양배추
양파
도라지
무

및 토코페롤, 섬유소가 많이 함유되어 있다.

카레 가루의 원료가 되는 강황은 커큐민 성분이 많아 치매 예방, 항암, 다이어트 효과가 있다. 또 강황은 담즙 생산을 돕고 어혈을 풀어줘 생리불순을 겪는 여성에게 도움이 된다.

오렌지, 레몬, 귤에 풍부한 비타민A와 C는 혈액순환을 촉진하고 동맥경화를 예방한다.

(5) 화이트 : 세균 · 바이러스 저항력 길러줘

흰색을 내는 플라보노이드 성분은 항암 효과 및 체내 산화작용을 억제해 유해 물질을 체외로 방출시키고 세균과 바이러스에 대한 저항력을 길러준다. 또 호흡기 질환에도 효과적이어서 봄철 미세먼지나 황사가 심할 때 화이트푸드가 도움이 된다.

마늘의 매운맛 성분인 알리신은 항암, 살균 효과가 뛰어나고 혈액 속 콜레스테롤 수치를 낮춰 피를 맑게 하고 신장과 간을 튼튼하게 한다.

양파의 최루 성분인 유황화합물과 퀘르세틴은 병원균에 대한 저항력을 높인다. 또 양파에는 비타민C, 셀레늄, 식이섬유가 함유되어 노화와 암을 예방한다.

감자에는 판토텐산, 비타민C, 칼륨 등이 풍부하다.

제9장

항산화 및 노화 방지

01
항산화란?

　항산화는 '노화 방지'라는 표현과 함께 쓰인다. 우리가 나이 들어서도 젊고 건강하게 살려면 체내에서 '항산화 작용'을 하는 '항산화 물질'이나 '항산화 식품'을 섭취해야 한다.

　산화란 쉽게 말해서 물질이 산소와 접촉하면서 일어나는 화학변화를 뜻한다. 예를 들어 사과를 먹다 남겼을 때 산소와 만나 갈변하는 것과 쇠가 녹스는 현상 등은 우리가 일상에서 볼 수 있는 대표적인 산화라 할 수 있다. 식품이 산화되면 대개 풍미가 손상되고 때에 따라 독성물질이 생성된다.

　인체의 경우 세포가 산화된다는 것은 곧 세포가 노화된다는 것을 뜻한다. 그리고 질병에 걸릴 가능성이 더욱 커졌음을 의미한다. 우리가 호흡할 때 몸에 들어온 산소는 체내에서 각종 대사작용에 관여하는데 이 과정에서 활성산소가 발생한다. 활성산소는 산소가 불안정한 상태에 있는 것으로 이것이 과도하면 인체에 해를 끼친다. 세포의 DNA 손상을 초래하고 건강 유지에 필수적인 각종 효소작용을 저해하거나 차단함으로써 동맥경화나 뇌혈관 질환, 노화와 발암 등을 일으킨다.

　항산화란 과도한 활성산소를 제거하여 세포의 산화와 노화를 막는 것이다. 이를 위해 우리는 항산화 물질을 충분히 공급하고 활성산소 증가 요인을 피하거나 제거할 수 있다. 대표적인 활성산소 증가 요인은 자외선, 방사선, 과음, 흡연, 스트레스, 환경오염물질, 과식, 심한 운동 등이다.

항산화 물질은 산화를 방지하는 기능을 지닌 물질을 두루 가리키는 말로, 폴리페놀(polyphenol), 비타민C, 비타민E, 베타카로틴 등 현재까지 500여 종이 밝혀졌다. 베타카로틴, 라이코펜, 루테인 등 카로테노이드류, 안토시아닌, 카테킨, 레스베라트롤, 프로안토시아니딘 등 플라보노이드류, 제니스테인, 다이드제인 등 이소플라본류, 비타민, 미네랄로 나눌 수 있다.

1) 항노화 식품이란?

최근 비타민의 효능이 더 많이 알려지면서 단순한 영양 보조제를 넘어 중요한 건강 물질로 부상했다. 암과 각종 성인병을 비롯해 질병과 노화의 원인이 되는 '유해 산소'의 생성과 작용을 막아 줌으로써 세포를 건강하게 해줄 수 있기 때문이다. 그래서 나온 것이 '비타민 건강법'이다.

일반적으로 항산화제는 노화를 일으키는 유해 산소를 없애 주고 손상된 세포를 수리해 준다. 토코페롤(비타민E, 곡류 배아나 짙은 녹색 채소), 비타민C(열무, 풋고추, 피망, 시금치, 딸기, 오렌지, 귤), 조효소 Q(정어리, 고등어, 시금치, 양파), 베타카로틴(당근, 시금치, 달걀노른자, 유제품, 동물의 간, 생선 기름), 알부민, 셀레니움(통밀빵, 새우, 조개류, 동물의 간, 해조류, 생선), 플라노보이드(과일의 껍질, 녹차)를 골고루 먹어야 한다.

특히 녹차에 들어있는 카테킨 성분과 플라노보이드, 비타민C는 강력한 항암작용을 하며 노화를 예방한다.

우리의 식단은 영양은 풍부하지만 비타민이나 무기질이 부족한 경우가 많다. 스트레스, 흡연, 과음은 비타민을 부족하게 만든다. 잘못된 식습관을 바로잡고 항산화 비타민을 보충하면 활력을 찾고 노화를 늦출 수 있다.

항산화 물질이 많은 식품으로는 아로니아, 블루베리, 아사이베리, 녹차, 올리브유, 홍삼, 포도주, 아몬드 등이 있는데 경우에 따라 몸에 해로울 수도 있으므로 너무 많이 섭취하지 않도록 주의한다.

2) 운동의 항노화 작용

인간이 피해갈 수 없는 세상의 진리이자 이치인 노화. 노화를 막을 수 있는 방법은 세상에 없다고 말할 수 있다. 그러나 노화를 늦추는 방법은 있다고 본다. 노화가 진행되면 근력의 손실과 함께 체지방과 내장지방이 증가하게 되고 신체 각 요소와 기관의 기능이 저하된다.

신체적 활동 감소 : 근력 감소로 인해 움직임이 둔해지고 적어지며 이로 인한 대사율 감소는 또다시 근력 감소로 이어지는 악순환을 반복하게 된다.

내분비 기능의 변화 : 인체는 호르몬을 통해 현재의 정상적인 상태를 유지하려는 현상(항상성)을 보이는데 노화가 진행되면 각 기관들의 민감도, 생산성 등이 떨어져 필요한 때에 적절한 조치를 취하지 못하게 된다.

인슐린 저항성 증가 : 개인적으로 가장 중요한 부분, 인슐린 저항성의 증가는 저강도 운동 혹은 일상생활에서 탄수화물의 연소속도를 높이고 이는 그만큼 지방 연소의 비율이 줄어든다고 생각하고 이는 곧 체내 지방의 축적을 도우며 나아가 각종 성인병 및 대사질환 특히 당뇨병을 일으키기 때문에 상당히 중요하다.

미국 스포츠의학회에서는 운동과 신체 활동으로 노인의 활동량 감소로 인한 신체의 기능 저하 현상을 예방하고 감소시킬 수 있다.

(1) 운동과 근골격계

일반적으로 노화로 인한 근육량 감소는 근 질량, 파워, 지구력, 수축 속도, 산화 능력 등의 감소를 가져온다. 일상생활을 수행하는 데 제한을 주게 된다. 이는 곧 근력 감소로 지방축적의 악순환을 야기한다. 근육의 변화는 근섬유의 수가 감소한 것이며 주로 근섬유(속근, 백근, 심유)가 평균 60%, 80세 이후 30%까지 감소한다. 특히 하지 근력의 감소는 기능 장애와 보행의 어려움 그리고 낙상의 높은 발생률의 잠재적 원인이 되기도 한다.

65세 이상의 노인 중 거의 30% 정도가 1년에 한 번은 낙상을 경험하게 된다. 그러나 하체에서 복부를 통틀어 코어라고 한다면 노인의 코어 근육발달이 낙상사고를 현저하게 낮춘다는 연구결과는 이미 충분하다. 저항성 운동을 통한 근력의 상승은 식이 에너지 섭취의 증가, 체지방 감소, 이상적 체중 유지, 인슐린 작용 개선 등을 가져온다.

(2) 유연성

유연성은 관절이 움직임이 완전한 가동 범위를 움직일 수 있는지를 의미한다. 노인들은 노화에 따라 결합조직에서의 수분 감소, 고착으로 인한 활동량 감소는 작업시간을 길게 하고 이는 유연성의 감소로 이어진다.

특히 고관절, 무릎, 발목의 제한된 가동성은 낙상의 위험성을 높이며 노화와 관련된 보행의 변화를 유발한다.

(3) 자세의 안정성

노화로 인한 근력손실에 수반되는 자세 안정성의 약화이다. 이는 평형성 트레이닝, 저항 운동 및 유산소 운동, 체중 이동 운동 등이 효과적이다. 특히 스포츠 댄스와 태극권은 기술장비를 필요로 하지 않으면서 노인에게서 50%의 낙상 위험률 감소를 입증하였다.

자세 안정이 노화에 상당히 중요한 요소인 이유는 안정성의 부재가 곧 부상으로 이어지기 때문인데, 모두가 알다시피 노년기의 부상은 치유 속도, 부상 정도가 상당히 취약하기 때문에 무엇보다도 예방이 중요하다. 신체 밸런스 및 순발력의 부재는 부상확률을 증가시키는 근력 및 근육량의 부족은 같은 강도라 하더라도 더 큰 부상을 가져오게 된다.

(4) 운동과 심혈관계

노화로 인한 심혈관계의 반응으로는 유산소 능력, 심근 추축력, 최대심박수, 일회 박출량, 혈압의 증가 등이 있다. 운동으로 인한 근골격의 사용은 대사작용을 확장시키고 정맥 환류를 증가시켜 박출량을 늘리게 되고 이는 심박출량의 증가를 가져온다.

심폐계 건강 유지를 위해 노인에게 전신을 움직이는 유산소 운동은 필수적이다. 예를 들면 노인들이 장거리 여행에서 발생하는 이른바 이코노미클래스증후군은 정맥 환류 부재의 대표적인 질병이다. 동맥혈은 심장이라는 펌프를 통해 온몸으로 뿌려지지만, 온몸을 돌고 온 정맥혈은 정맥혈관 속 판막 및 근육 펌프에 의존한다.

근육량이 부족해지면 당연히 펌프작용이 약해지며 이는 심장으로의 정맥 환류량의 감소로 이어지고 혈액순환에 상당한 방해가 되어 심하면 사망까지 이르는 것이다.

노년으로 갈수록 근육의 비율이 상당히 줄어들어 근력 운동, 순발력 운동도 상당히 중요하나 그보다 더 중요한 것이 적절한 강도의 유산소 운동이다.

근육량의 보존은 물론 심장과 폐 그리고 그 외에 수많은 대사 관여 기관들(혈관, 대사 세포 등)을 자극하여 혈액순환에 무리가 없도록 예방이 가능하다.

(5) 운동과 심리적 이점

운동과 심리적 이점은 우울증이 있다. 노인의 15%에게서 보고된다. 유산소 운동은 중 정도의 우울증을 가진 노인에게 증상 감소 효과를 보였고 심각한 우울증 환자에게서 효과를 보았다.

(6) 노인의 운동방법

운동 시 개인의 체력상태, 질환의 종류와 정도에 따라 운동의 빈도, 강도, 종류, 시간 그리고 이 요소들의 증가를 계획해야 한다.

일상 내에서 계단 이용하기, 멀리 주차하기 등의 방법으로도 충분히 활동량을 늘릴 수 있고, 코어 근육군(허리, 대퇴, 복부 등 지지근육들)에 집중하는 크로스 트레이닝은 노인의 질환 및 낙상을 예방할 수 있다.

02
레티놀이란?

항노화(주름) 개선 원료 중에서 소비자의 인지도가 가장 높고 유효성도 검증된 대표적인 성분은 비타민A이다. 우리가 흔히 비타민A라고 부르는 것은 비타민A1 만을 의미하며, 1960년 IUPAC는 이 물질이 망막(retina)에 특수한 작용을 나타내며, 일종의 알코올이기 때문에 레티놀(retinol)이라고 명명되었다.

레티놀은 생체에서 레티날(retinal) 및 레티노익산(retinoic acid)으로 변환하며, 생체 내에서 몇 개의 유도체가 발견되고 합성도 되기 때문에 이들을 통틀어 레티노이드라고 부르고 있다. 이러한 레티놀은 세포의 정상적인 분화와 뼈, 이, 머리카락, 손톱 등의 성장 유도에 필수적인 성분으로 알려져 있다.

특히, 피부세포의 분화를 촉진하고, 주름에 영향을 주는 콜라겐(교원섬유)과 탄력에 영향을 주는 엘라스틴(탄력섬유) 등의 생합성을 촉진해서 주름을 감소시키고 피부 탄력을 증대시키는 효능이 있는 것으로 알려져 있다.

레티놀의 피부 효능에 대한 발견은 1980년대로 거슬러 올라간다. 당시 피부과에서 여드름 치료약으로 사용되던 레티노익산을 처방받은 환자들의 피부가 여드름 완화뿐만 아니라 피부가 희어지고 기미가 옅어지며, 광노화에 의한 주름 완화에 효과가 있는 것이 판명되면서 시작되었다. 그러나 레티노익산은 자극이 강해서 피부가 따끔거

리거나 빨갛게 되기도 하는 부작용이 동반되어 의사의 처방전 없이는 사용할 수 없기 때문에 비타민A를 화장품에 사용할 수 있는 새로운 방법이 모색되었다.

비타민A의 연구 진행 결과, 발견된 것이 피부에 흡수되면 레티노익산으로 변하여 레티노익산과 같은 작용을 하는 순수한 비타민A 레티놀이다. 레티놀은 주름 개선 효과가 검증된 대표적인 노화 방지 성분으로서 미국을 비롯한 전 세계에서 화제가 되고 있는 효능 물질이다.

레티놀의 효능 효과

비타민A의 순수한 형태인 레티놀은 세포의 신진대사를 촉진시키고 세포 분화를 정상화함에 따라 피부구조와 탄력을 개선하고 주름을 감소시키며, 피부의 직직함과 서침을 방지하여 밝고 윤기 있는 피부로 정돈해준다. 제약 및 화장품 원료로서의 레티놀의 효능은 다음의 세 가지로 요약할 수 있다.

첫째, 레티놀의 일부가 레티노익산으로 변하면서 피부 속까지 침투, 피부 내측에서 작용을 하기 때문에 피부의 가장 속 진피에 있는 콜라겐과 탄력섬유의 손상과 변성을 방지하고 생성을 촉진, 탄력 있게 가꾸어줌으로써 주름을 눈에 띄지 않게 한다.

둘째, 표피에 대해서는 피부 주기를 정상으로 되돌리고 각질 세포는 수분을 듬뿍 보유하면서 기미도 옅게 하며 여드름, 건선, 각질 이상 등에도 효과가 좋다고 보고되어 있고 UV에 의한 광노화 회복 효과도 보고되고 있다.

셋째, 레티놀은 세포의 증식을 억제하는 작용을 하여, 전신에 섭취되었을 때는 암 증식을 예방하는 작용을 할 뿐만 아니라 백혈병 치료제, 항염증제로 쓰이는 등 면역 기능에 중요한 역할을 하고 있다.

03
항노화 산업

항노화 효능을 가지는 제반 제품의 생산과 의료 서비스를 포함하는 국민 보건과 복지가 연계된 고부가가치 첨단 융합산업이다.

1) 사회적 필요성

전 세계적인 사회 고령화 추세의 대응책 마련 : 2026년 65세 이상의

[그림9-1] 항노화 산업의 필요성

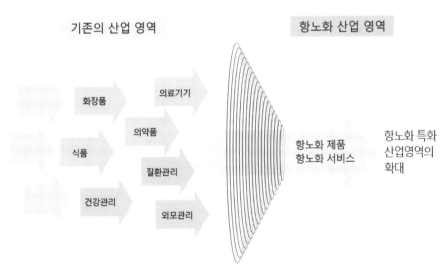

노인 인구가 20%가 넘는 초고령화 사회 진입이 예상되며, 건강하고 행복한 노후를 위한 수단을 제공해 고령화로 인한 사회문제를 대비해야 한다.

소비자들의 젊고 건강한 삶에 대한 욕구 충족 : 경제력 향상과 개인 인식 변화로 젊고 건강한 삶을 가꾸려는 사회적 욕구가 형성됨.

2) 사회적 필요성

국가의 생명 R&D 투자는 2007년부터 2011년까지 5년간 연평균 13.1%로 증가했다.

· 소비자들의 젊고 건강한 삶에 대한 욕구 충족 : 경제력 향상과 개인 인식 변화로 젊고 건강한 삶을 가꾸려는 사회적 욕구가 형성됨.

· 융합산업의 시대 : 미용의학을 접목한 Beauty-care에서부터 헬스케어 리조트까지, 헬스케어 관련 서비스 전 분야에 걸쳐 웰에이징의 개념을 중심으로 제품과 서비스 분야이다.

3) 항노화 산업의 현황

최근 젊음과 아름다움을 추구하는 안티에이징이 사회적 트렌드를 넘어 피부 노화를 중심으로 의료산업의 한 축으로 부상하고 있다. 국내 안티에이징 시장은 연평균 10.1%로 고성장하며, 11.9조 원 규모의 거대 시장으로 부상 중이다. 이와 같은 안티에이징의 부상 배경으로 크게 세 가지 요인에서 설명된다.

첫째, 인구·사회적 요인으로 고령화, 액티브 시니어의 부상, '오래 사는 것', '건강하게 사는 것'을 넘어 '아름답게 사는 것'을 추구하는 외모 중시 경향 등으로 안티에이징의 니즈가 증가하고 있다.

둘째, 경제·정책적 요인으로 안티에이징의 수요는 지역, 문화, 인종적 특성을 가리지 않고 경제 수준에 따라 증가하며, 특히 경기 불황에도 안티에이징 수요는 강한 면모를 보인다. 특히 1인당 GDP가 10,000~15,000달러 수준에서 가장 안티에이징 수요가 급증했다. 정부의 삶의 질 개선 차원에서의 안티에이징 산업 육성 추진 또한 안티에이징 니즈 증대의 원인으로 분석된다.

셋째, 기술·산업적 요인으로, 융복합 트렌드와 줄기세포, 장수 유전자 등의 혁신적인 바이오 기술의 발전으로 안티에이징 제품 및 서비스가 고도화되고 있기 때문이다. 최근에는 줄기세포 화장품이나 유전자 활성화 화장품 외에도 한방, 약초, 요가 등의 대체의학도 안티에이징에 적극적으로 활용되고 있다.

4) 재생의학을 포함한 항노화 의약품 시장의 급격한 발전

2001년 1월 31일자 Business Week지는 "21세기는 재생의학시대로 줄기세포를 이용한 치료제 개발이 재생의학시대를 선도할 것이다"라고 보도하였다. 재생의학(Regenerative medicine)이란, 회복이 불가능했던 인간의 손상된 세포와 조직 또는 장기를 대체하거나 재생시켜서 원래의 기능을 할 수 있도록 복원시키는 의학이다.

줄기세포(Stem Cells)란, 신체 내 모든 세포나 조직으로 분화할 수 있는 능력을 가진 세포이다. 적절한 조건을 맞춰 주면 근육·뼈·내장·피부 등 각 신체 기관 조직으로 전환될 수 있어 손상된 조직을 재생하는 치료에 활용되고 있다.

5) 국내외 재생의학 시장의 동향

미국 : NIH 통해 연방정부의 줄기세포 투자액이 2008년 이후 10억 달러를 상회했으며, 연간 13억 달러를 투자하고 있다.

일본 : 역분화줄기세포에 중점을 두고, 국가 차원의 줄기세포 투자가 활발하다.(2009. 145억 엔 지원)

EU : 프레임워크 프로그램을 통해 8개국 11개 연구기관에 참여하는 줄기세포 프로섹트를 가능했다. 2007년부터 11년간 338만 달러를 줄기세포 분야에 투자하고 있다.

영국 : 'UK Stem cell Initiative'를 통해 10년간 6~8억 파운드 투자계획을 발표했다.(2005. 12)

세계 줄기세포 시장 규모 지속적 증가 : 2005년 기준 86억 달러에서 연평균 23.5% 성장률로 2015년 704억 달러로 성장하고 있다

6) 항노화 산업의 분류 체계

항노화 산업은 크게 항노화 관련 제품과 서비스 영역으로 분류할 수 있으며 기존의 산업 분류체계 내 연관 산업에서 분화되고 특화된 영역으로 분류될 수 있다.

			협의의 영역	광의의 영역
항노화 산업 (직·간접 연관산업 포함)	항노화 의료	의료 서비스	**인체기능 증진기술(건강진단과 건강 처방 등의 적극적 건강관리)을 통한 노화성 질병의 예방을 목표로 하는 맞춤의료 서비스**	**인체기술 회복기술(재생의학, 장기 이식 등)을 통한 노화성 질병의 극복을 목표로 하는 맞춤의료 서비스**
	항노화 제품	의약품	노화 방지 제제, 건강검진 제제	노화성 질병 치료제
		의료 기기	**노화도진단기기(건강나이분석 등), 건강증진기기(근력 증진, 골밀도 증가 등)**	노화된 기능 회복 기기 (근력보조기기 등) **손상 기능 치료 기기** (최소침습수술기 등)
		식품	**노화지연 / 억제 기능을 가지는** 건강기능식품	노인질환 상태 개선을 위한 **메디컬 푸드**
		화장품	**노화 방지 화장품(피부주름 개선, 발모 등)**	광노화 방지 화장품 (자외선 차단 등) 노화성 피부 개선 화장품 (가려움 개선 등)
		용품	노화 방지 용품 (운동용품, 시력증진기 등) 신체기능 증진 게임 / SW	고령자용 편의 용품 및 보조기기
	항노화 서비스	여가	적극적 건강 증진을 위한 통합관리 프로그램 **힐링프로그램(항노화 스파, 리조트 및 관련 서비스)**	
		U-Health	건강관리 체계와 연계된 **U-Hospital,** 모바일 헬스케어 등 **자가건강관리 서비스**	
		주거	**항노화 시설이 포함된 일반 주택 항노화 전문시설과 기능이 포함된 특화 거주시설** (항노화 리타이어먼트 커뮤니티)	
		미용	젊음 유지 외모 관리 서비스	

제10장

자연에 의한
자연치유

01
일광욕

    일광욕(日光浴) 또는 선탠(Sun tanning)은 햇빛이나 인공선탠 침대 같은 도구로부터 나오는 자외선에 피부를 노출시켜 피부색을 어둡게 변화시키는 것을 말한다. 과도한 자외선 노출은 화상이나 피부암같이 건강에 해로운 영향을 미친다.

    햇볕에 그을리는 현상은 매우 자연스러운 것으로, 피부를 해로운 자외선으로부터 보호하기 위해 피부 스스로 멜라닌 색소를 생성함으로써 나타나는데, 인공적인 자외선으로도 같은 반응이 일어난다. 이 반응에는 두 가지 서로 다른 원리가 있다.

    첫째로 자외선의 일종인 UVA는 기존의 멜라닌 색소를 산화시킬 수 있는 산화성 스트레스를 유발한다. 이것이 기존 멜라닌 색소의 색을 급격히 어둡게 변화시킨다.

    둘째로, 멜라닌 색소의 생성(멜라닌 세포)이 증가한다. 이것은 UVB에 의한 광 손상에 몸이 보이는 반응이다. 이 멜라닌 세포는, 일광화상을 일으키는 DNA 손상과 같은 반응으로부터 발생한다. 멜라닌 색소는 피부가 그을린 상태를 오래 지속시킨다. 이 색소는 빛에 노출된 지 72시간이 지나야 눈으로 볼 수 있게 된다. 멜라닌 색소가 증가된 상태에서의 그을림은 기존 멜라닌의 산화로 인한 그을림보다 더 오래 지속된다.

    특히 햇볕으로부터 나오는 자외선은 뇌 기능 향상, 스트레스 완화 등 우리 몸에 도움이 되는 비타민D를 생성하기 때문에 "자연이 주는 약"이라고도 불린다. 이 때문에 우리는 아무리 바쁘더라도 짬짬이 시간을 내어 햇빛을 꼭 쬐야 한다. 전문가들은 일광욕 시간으로 하루 20~30분이 적당하다고 한다.

햇빛이 우리 몸에 미치는 영향은 어떤 것들이 있을까?

(1) 우울증 완화

자외선 부족은 계절성 우울증(seasonal affective disorder, SAD)을 유발하는 가장 큰 요인이다. 특히, 오랜 시간 사무실에서 작업을 하거나 외출을 즐기지 않는 사람에게 일반적이다. 이를 완화시킬 수 있는 가장 쉬운 방법은 밖에 나가 햇볕을 쬐는 것이다. 햇빛을 받으면 우리 뇌는 평소보다 행복의 감정을 느끼게 해주는 분자, 세로토닌(serotonin)을 더 많이 분비시키기 때문이다. 결국, 햇빛은 '자연 항우울제' 역할을 해 우울증 완화에 도움을 준다.

(2) 암 예방

일반적으로 알려진 바에 의하면 비타민D 결핍이 다양한 암을 유발한다. 특히 유방암과 대장암을 증가시킨다. 이에 대해 캘리포니아 대학 연구진 프랭크와 세드릭 갈랜드(Frank&Cedric Garland)는 암을 예방하는 가장 쉬운 방법으로 '햇볕 쬐기'를 권했다. 자외선을 받으면 비타민D가 피부를 통해 체내에 합성되기 때문이다.

(3) 혈압 감소

햇빛은 혈압을 낮추는 데 큰 도움을 준다. 영국 에딘버러 대학(University of Edinburgh) 연구팀은 랜드마크 연구(landmark study)에서 피부가 햇빛에 노출될 경우 피부에 산화질소(nitric oxide)가 생성돼 혈관이 확장되고 혈압이 낮아진다고 발표했다. 정상 혈압을 가진 사람이 자외선 노출 후 혈압이 2~5mmHg 낮아지는 효과를 보였기 때문이다. 아울러 심장마비와 뇌졸중의 위험성도 낮아진다고 전했다.

(4) 수면질 향상

하루 평균 30분 이상 햇볕을 쬐지 못하면 수면장애를 일으킬 확률이 높다. 낮에 햇빛을 충분히 받으면 약 14시간이 지난 뒤 수면 호르몬인 멜라토닌이 분비돼 깊은 잠을 잘 수 있는데, 햇볕을 쬐지 않으면 멜라토닌 분비량이 적어 수면장애를 일으킨다는 것이다. 이 같은 이유로 불면증 환자를 치료하는 방법에 '햇볕 치료'를 사용하기도 한다. 수면장애를 앓고 있는 사람이라면 아침에 꼭 20분~30분 정도 태양빛을 받는 것이 좋다.

(5) 뼈 건강 향상

우리 몸이 햇빛에 노출되면 비타민D 분비가 활성화되는데, 이 비타민D에는 뼈에 좋은 칼슘, 인 등이 함유돼 있어 뼈를 더 튼튼하게 만들어 준다. 그리고 햇볕을 30분에서 1시간 정도 쬐면 뼈 건강을 위한 하루 비타민D 권장 섭취량 400IU(비타민D 단위)를 생산한다. 자외선이 강하지 않은 오전이나 늦은 오후에 가벼운 산책을 즐긴다면 뼈 건강 향상에 도움이 된다.

(6) 뇌 기능 향상

영국 캠브리지 대학 연구팀이 남녀 1,700명(65세 이상)의 비타민D 레벨을 측정한 결과 비타민D 레벨이 낮을 경우 뇌의 인지 기능이 떨어진다는 놀라운 사실을 발견했다. 그리고 간단한 해결책도 제공했다. 바로 햇볕을 쬐는 것이다. 햇빛을 통한 비타민D 섭취는 기억력과 인지 기능을 담당하는 해마의 신경세포 성장을 활성화시켜 뇌 기능 향상에 도움이 된다.

(7) 면역 체계 강화

태양빛은 우리 몸의 면역 체계를 강화시키는데 큰 역할을 한다. 몸이 햇볕에 노출되면 질병과 싸우는 백혈구가 증가해 감염으로부터 몸을 보호한다는 것이다.

(8) 알츠하이머 위험성 감소

미국신경학회 학술지 '신경학(Neurology)'에 따르면 비타민D가 부족하면 알츠하이머 치매를 포함한 모든 형태의 치매에 걸릴 위험이 높다는 연구결과가 나왔다. 비타민D가 조금 부족한 경우 치매 위험이 50~60%, 많이 부족한 경우 120%까지 높아진다는 것이다.

햇볕을 받으면 비타민D가 피부를 통해 체내에 합성되기 때문에 이러한 질병을 막기 위해서라도 햇볕을 쬐는 것이 중요하다.

02
피톤치드

　피톤치드는 살균성을 띠는 휘발성의 유기물로써, 단어 자체의 의미만으로는 "식물에 의해 몰살됨"을 의미한다. 이는 러시아 레닌그라드 대학교의 생화학자인 보리스 P. 토킨 박사에 의해 1928년 처음 정의되었다. 그는 특정한 식물체가 몇몇 벌레와 동물에 의해 스스로가 갉아 먹히지 않도록 매우 활성적인 물질을 분비하는 것을 확인하였다.

　향신료, 양파, 마늘, 찻잎, 참나무, 참죽나무, 소나무를 비롯한 여러 식물체는 피톤치드를 분비한다. 참나무는 그리너리 알코올(Greenery Alcohol)이라는 물질을 함유하고 있다. 마늘은 알리신을 포함하고 있다. 피톤치드는 공격하는 생물체의 성장을 저해함으로써 효과가 드러난다. 또한, 피톤치드는 스트레스 해소, 심폐기능 강화, 살균작용의 효과가 있으며 공기를 정화시켜 쾌적한 기분을 느끼게 하므로 숲속에서 삼림욕을 하는 효과도 얻을 수 있다. 또한 아토피를 유발하는 집먼지진드기의 번식을 억제한다.

　산림욕을 이야기할 때 '피톤치드(phytoncide)'라는 말이 자주 등장한다. 이 용어는 '식물의'라는 뜻의 '파이톤(phyton)'과 '죽이다'라는 뜻의 '사이드(cide)'를 합쳐 만든 말로서, 즉 "식물이 분비하는 살균물질"이란 뜻이 된다. 이 말은 1943년 러시아 태생의 미국 세균학자 왁스만(S. A. Waksman)이 처음 만들었다. 그는 스트렙토마이신을 발견해 결핵을 퇴치한 공로로 1952년 노벨 의학상을 받기도 했다.

같은 해 레닌그라드 대학(현재 상트페테르부르크 대학)의 토킨(B. T. Tokin) 교수는 피톤치드를 주제로 한 글을 발표했다. 그는 "숲속에 들어가면 시원한 산림 향이 풍기는 것은 피톤치드 때문이며 이것은 수목이 주위의 포도상구균, 연쇄상구균, 디프테리아 따위의 미생물을 죽이는 휘발성 물질이다"라는 결론을 내렸다.

동서고금을 막론하고 사람들은 숲속을 가장 좋은 요양지로 생각하고 있었다. 20세기 초까지 많은 사람들의 목숨을 앗아간 폐결핵의 유일한 치료법은 숲속에서 요양하는 것이었으며, 실제로 많은 사람들이 효과를 보았다.

피톤치드는 식물이 내는 항균성 물질의 총칭으로서 어느 한 물질을 가리키는 말은 아니다. 여기에는 테르펜을 비롯한 페놀 화합물, 알칼로이드 성분, 배낭제 등이 포함된다. 모든 식물은 항균성 물질을 가지고 있고 따라서 어떤 형태로든 피톤치드를 함유하고 있다.

일반적으로, 건전한 고등식물이 갖는 항균성 물질을 피톤치드라고 하고, 건전한 조직에는 거의 들어 있지 않으나 병원균이 침입했을 때 그것의 발육을 저지하기 위해 식물이 분비하는 보다 강력한 항균성 물질을 피토알렉신(phytoalexin)이라고 편의상 분류한다.

우리가 산림욕으로 얻을 수 있는 물질 가운데 중요한 것으로 테르펜(terpene)이 있다. 이것은 톡 쏘는 듯한 향기성 성분으로서, 이것에 해당하는 것이 잘 알려진 알파-피넨을 비롯한 수십 가지의 물질이다.

피톤치드가 주로 식물이 미생물에 대항하기 위한 항균물질인 반면, 테르펜은 피톤치드의 역할도 하면서 식물 자신을 위한 활성물질인 동시에 곤충을 유인하거나 억제하고 다른 식물의 생장을 방해하는 등의 복합적인 작용을 한다.

이것은 신체에 흡수되면 피부를 자극해서 신체의 활성을 높이고 피를 잘 돌게 하며 심리가 안정되며 살균작용도 겸할 수 있다. 따라서 우리는 피톤치드만을 호흡하기 위해 산림욕을 하는 것이 아니라 바로 테르펜의 다양한 약리작용을 얻기 위해 산림욕을 한다. 보다 중요한 것은, 숲은 우리의 오감(五感), 즉 눈·코·입·귀·피부를 만족시키기 때문에 정서적으로도 산림욕이 좋다고 하는 것이다.

03
우리 몸 속의 물

인간 생활의 가장 중요한 요소 중의 하나인 물의 역사는 기원전 3,500년경부터 시작되어 왔음을 알 수 있다. 어느 나라나 그 문명은 큰 강을 중심으로 발전되어 왔으며 그것은 오늘날에 있어서도 마찬가지이다. 인간은 물론 동물이나 식물 그리고 어떠한 작은 미생물도 물 없이는 아무리 많은 영양분이 있다 해도 생명 활동을 유지할 수 없다. 물이 생명의 근원이라고 불리는 이유가 바로 여기에 있다.

물은 산소와 수소가 결합된 것으로, 생명을 유지하는 데에 없어서는 안 되는 화학 물질이다. 화학식 H_2O를 가지며 표준 온도 압력에서 무색 투명하고, 무취무미하다. 물은 지구 위의 거의 모든 곳에서 발견되며, 지표면의 70% 정도를 덮고 있다. 물은 가장 보편적인 용매로 보통 액체 상태의 물을 가리키지만 고체 상태인 것을 얼음, 기체 상태인 것을 수증기라고 부른다.

우리 몸 안에 지니고 있는 물의 양은 사람에 따라, 체질에 따라 다르지만, 일반적으로 70%~90% 정도가 물이다. 어린이나 젊은이는 몸속에 더 많은 양의 물이 있고, 나이가 들면 피부에 주름이 지는 것처럼 물이 적어진다. 어린이는 90% 정도가 물이고, 야윈 노인은 60% 정도가 물이다. 만약 우리 몸속에 물이 1%~3%가 부족하면 심한 갈증이 나고, 5%가 부족하면 혼수상태, 12%가 부족하면 사망에 이르게 된다.

[그림10-1] 물의 부족과 생명

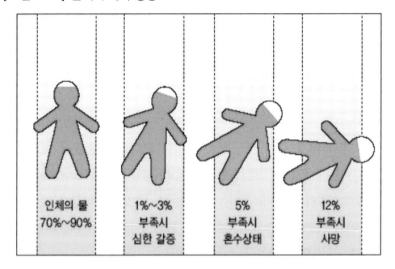

인체의 물
70%~90%

1%~3%
부족시
심한 갈증

5%
부족시
혼수상태

12%
부족시
사망

　체내에서 하루 동안 재생되는 물의 양은 180L 정도이다. 그렇다면 사람이 물을 마실 때, 그 물이 순환하는 데는 어느 정도의 시간이 걸릴까? 이 속도를 측정하려면 물에 표시를 하고, 그 물이 몸 안을 돌아다니는 속도를 조사하면 된다. 이 속도를 조사하기 위하여 과거 과학자들은 흰 쥐에 약 0.5%의 중수(D2O)를 주사한 다음 3, 5, 10, 15, 20, 30분 후 뇌와 심장, 근육의 중수 농도를 분석했다. 조사결과 모든 조직이 약 10분 후에 최대 농도에 이르며, 그 후 조금 줄어들고 약 20분 후에는 일정한 값을 나타냈다.

　이 실험으로 물이 체내를 순환하는 속도는 쥐의 경우 20분 정도라는 것을 알게 되었다. 물이 체내를 순환하는 속도는 동물의 크기나 종류에 따라 다르긴 하지만 사람도 40분 정도면 온몸을 순환하게 된다.
　우리가 수돗물을 마시기 시작한 지는 100년도 안 되었다. 수도시설이 보급되지 않았을 때는 개천이나 우물물을 길어다 마셨기 때문에 수인성 전염병(물을 통해 전염되는 질병)이 많이 발생하여 평균수명이 매우 짧았다. 지금부터 190여 년 전인 1814년, 영국의 리버풀 맨체스터 시민의 평균수명은 26세에 지나지 않았다. 그 당시는 영국에서도 수도가 보급되지 않아 개울물을 사용하던 시대였다. 시민들은 거의 해마다 수인성 전염병인 콜레라가 번져 공포에 떨었다. 이런 현상은 세계적이었다.

위생적인 수도가 보급된 후, 사람들의 평균수명이 크게 연장되었다. 어떤 학자는 의학의 발전보다 수돗물의 보급이 평균수명의 연장에 더 많이 이바지했다고 주장하기도 한다. 이렇듯 우리가 마시는 위생적인 수돗물은 우리 생명을 연장시켜주고 있다.

1) 우리 몸에 좋은 미네랄 물

미네랄 물은 칼슘, 마그네슘, 칼륨 등의 미네랄 성분이 미량 함유된 광천수(鑛泉水)라고 불린다. 미네랄은 인체 구성 요소 중 4%를 차지하나, 사람 몸에서 자체 생성이 되지 않으므로 물이나 음식을 통해서 섭취해야 한다. 시중에서 판매하는 먹는 샘물 대부분이 미네랄 물이며, 그 함량을 라벨에 표기하고 있다.

필수 미네랄 7가지는 우리 몸의 여러 가지 생리기능을 조절, 유지하는 중요한 역할을 하는, 필수 미네랄 구성요소이다. 그 대표적인 요소는 칼슘, 칼륨, 마그네슘, 나트륨, 염소, 인, 황 등이 있다.

(1) 칼슘(Ca)

우리 몸의 뼈대를 만들어주는 뼈와 치아를 이루는 주성분이다. 성장기 어린이에게 필수 요소로써 부족하면 골다공증과 면역력 저하, 만성피로 등 합병증의 원인이 된다.

(2) 칼륨(K)

체내에 나트륨이 쌓이는 것을 억제하여, 혈압을 적정수치로 유지시켜준다. 부족하면 근육 마비, 변비 등이 생길 수 있으며, 쉽게 피로해지며 면역력 저하 증상이 온다.

(3) 마그네슘(Mg)

칼슘의 작용을 도와주고, 근육과 신경기능을 정상적으로 유지시켜준다. 부족하면 눈 밑이 떨리는 근육경련 현상이 일어나며, 팔다리에 쥐가 잘 나고, 과도하게 예민해지며, 빈혈도 생길 수 있다. 그리고 업무가 과도할 때면 눈 밑이 떨리는 증상이 나타난다.

(4) 나트륨(Na)

우리 몸의 전해질을 조절하고, 신경 자극을 전달하는 역할을 하며, 부족하면 근육경련 및 식욕 감퇴 증상이 올 수 있다.

(5) 염소(Cl)

혈장과 위액의 구성 성분으로, 위에서 일어나는 소화작용에 중요한 역할을 한다. 부족하면 탈수 및 식욕 감퇴, 의욕 저하 증상이 올 수 있다.

(6) 인(P)

뼈와 치아의 주성분으로 세포의 성장과 에너지 생성을 도와준다. 특히 나이가 들수록 부족해지기 때문에, 인의 섭취량은 늘려야 된다. 부족하면 초조함, 피로, 호흡 불규칙, 체중 변화, 예민, 피로감 등이 일어날 수 있다.

(7) 황(S)

피부를 건강하게 유지하며, 머리카락을 빛나게 해준다. 부족하면 손톱이 잘 부러지며 머리카락이 빠진다. 그리고 습진, 발진, 기미가 생기기 쉽다.

그 외 미네랄 요소는 다음과 같다.

(1) 중탄산염(Bicarbonate)

체액의 ph를 중화해 몸이 산성화되는 것을 막아주며, 위산을 중화하고 소화효소의 작용을 도와서 소화가 잘되도록 하며, 과다 분비된 젖산을 중화하여 근육 통증을 완화해준다.

(2) 실리카(Silica)

피부, 머리카락, 손톱 등을 이루는 필수성분으로 콜라겐을 형성해 피부 노화를 막아 준다.

(3) 염화물(Chloride)

몸에 필요한 4대 전해질 중 하나로, 체중의 약 0.15%를 구성하며, 위액의 필요성분이다. 체액과 전해질의 균형 유지에 필수적이며 설사, 구토, 과도한 땀 흘림으로 인한 탈수현상을 치료해준다.

(4) 황산염(Sulfate)
체내의 독소를 없애고 호르몬을 생성해준다.

(5) 셀렌(Selenium)
항산화 활동을 통해 노화를 방지하며 갱년기 장애, 동맥경화, 비만, 당뇨 등의 예방과 치료에 효과적이다.

일본의 한 기업은 해양 심층에서 추출한 미네랄 물이 동맥경화 및 혈압상승을 억제한다는 사실을 발견했다고 발표했다. 유전적으로 동맥경화를 갖는 토끼에게 해양 심층수로 조제한 고(高)미네랄 물을 음용하게 한 결과 수돗물을 섭취한 토끼에 비해 대동맥에서의 경화 발생이 현저히 감소되는 경향을 보였다고 한다.

연구팀은 해양 심층수는 청정 면에서 고품질의 미네랄 물이라 할 수 있으며, 식품 분야에서도 이를 활용해 곧 제품화할 것이라고 밝혔다.(출처: 한국과학기술정보연구원) 따라서 우리 몸에 좋은 미네랄 물을 마시는 것이 건강에 좋은 결과를 가져올 수 있다.

2) 게르마늄 약수

게르마늄은 반도체적 성질로 인해 피부에 접촉하면 게르마늄 이온이(외곽 전자) 체내에 들어가 생명력을 높이는 작용을 한다. 또한 체내에 들어가면 각종 유해물질과 함께 20~30시간 안에 몸 밖으로 배출되므로 중독이나 부작용이 전혀 없다.

무기 게르마늄의 입자가 사람의 피부와 접하게 되면 외곽 전자의 침투 활동으로 인해 피부조직 속으로 반도체 성질이 들어간다. 피하 조직 속의 모세혈관까지 침투한 게르마늄은 혈관 벽을 통해서 혈관 속에 있는 전자를 이동시키며, 혈액 정화작용을 하여 혈액을 정상화 시키고 과잉전자 흐름을 방전시켜 통증을 면하게 한다.

게르마늄의 특징 및 효능을 살펴보면 다음과 같다

(1) 산소 공급작용

인체 세포들이 신진대사를 계속 반복적으로 행하려면 영양소와 산소가 절대적으로 필요하며, 산소부족 시 만성 일산화탄소 중독증, 빈혈, 혈관장애, 저혈압, 세포 노화, 정신장애 등의 질환이 발생한다.

최근에 와서 의학자들의 실험에 의해 게르마늄은 산소의 효율적인 활용을 돕는 산소촉매제 역할을 한다고 밝혔다.

(2) 반도체 작용(체내 세포의 전자 흐름 조절작용) : 음이온 효과

게르마늄의 최대 특징은 전기적인 성질로 금속과 비금속의 중간 성질을 갖고 있는 반도체인 것이며, 게르마늄의 이런 성질이 인체의 온갖 질병을 치료해 주는 원리가 된다고 하여 기적의 원소라고 불린다.

즉, 게르마늄은 원자구조상 4개의 전자를 가지고 있으며, 사람의 체온에서 용이하게 이온이 결합되어 전자 전류 간에 활발하게 움직이는 특징이 있다. 만일 체내에 이물질이 생기게 되면 4개의 전자 중 바깥쪽 전자가 (-) 상태가 되어 밖으로 튀어나오고 나머지 3개는 (+)의 전하상태가 되어 신체와 조화를 이룬다.

게르마늄의 이런 역할이 바로 신체의 질병을 치료해주는 원리가 되며, 한방에서 경락과 경혈에 행하는 침이나 뜸, 지압도 마찬가지로 세포의 반도체 흐름을 원활히 하여 질병을 치료하는 똑같은 원리이다.

(3) 면역력 강화 작용

인체는 크게 두 가지의 면역체계를 가지고 있는데, 첫째는 백혈구에 의한 것으로 체내에 들어온 병원균을 식균작용에 의해 잡아먹는 체계이고, 둘째는 항체에 의한 작용인데 T-임파구에 의해 B-임파구가 형성되어 병원균과 결합하여 그 균을 죽이는 작용을 하는 체계다.

따라서 암에 걸렸다고 하는 것은 T-임파구 수가 저하되었다는 것을 의미하며, 게르마늄은 T-임파구를 증식시켜 암세포, 독성물질, 바이러스 등으로부터 신체를 보호한다. 또한 일본 동경대학교 항산균 병연구소의 사토 박사는 유기 게르마늄(Ge-132)의 임상실험에서도 유기 게르마늄은 B.R.M(생체 방어기구 활성화 물질)의 하나로써 면역조절에 탁월한 효과가 있다고 했다.

(4) 인터페론 생성

인터페론은 당을 지닌 단백질이며 세포가 만들어내는 B.R.M(생체 방어기구 활성화 물질) 중 하나로서 1957년 영국의 아이삭스와 린데 만 박사에 의해 발견된 항암, 항바이러스 물질이다. 거의 30년 전에 발견된 인터페론은 면역체계에 중요한 역할을 하고 있고, 강력한 항암 인자로서 인식되고 있다. 게르마늄은 사람과 동물 모두에서 부작용이나 독성 없이 감마 인터페론의 생성을 증강시킨다.

(5) 엔돌핀 생성촉진작용

유기 게르마늄은 인체의 산소에 대한 효율적인 활동을 돕는 산소

촉매제의 역할을 하므로 인체에 게르마늄을 공급하면 세포의 산소요 구량이 감소됨으로써 산소가 몸속에 사용되고 남게 됨에 따라 인체의 자연 치료제인 엔도르핀의 생성을 촉진시킨다. 따라서 피로회복이 빠르고 만성 산소 결핍 현상에서 벗어나게 해주며 맑은 정신과 상쾌한 기분을 갖게 해준다.

(6) 통증 제거작용

원래 인체의 어느 부위에 통증 감각 현상이 일어나면 뇌 속에 엔케푸아리네스라는 효소가 생성되어 통증 억제물질인 엔케푸라린을 녹여 없애기 때문에 뇌가 통증을 인식하는 것이다. 따라서 대부분의 진통제는 엔케푸아리네스 효소를 억제하여 주는 제재로 일시적인 효과를 나타내며 진통제의 약효가 떨어지면 또다시 통증이 재발하고 부작용과 중독 증세를 보이나, 게르마늄은 진통제처럼 순간적인 효과는 없지만 서서히 효과가 나타나며 부작용이 전혀 없다.

(7) 산성 체질을 알칼리화

세포를 노화시키는 아마로이드 성분을 억제, 방지하며 산성화된 체액을 중화시켜 알칼리 물질로 바꾸어 주면서 인체 내의 공해 물질인 중금속 물질과 결합하여 몸 밖으로 배설시켜 준다.

게르마늄은 원자기호 32번 원자량이 72.5P로서 21세기에 가장 주목받고 있는 원소로 무기 게르마늄과 유기 게르마늄의 두 종류로 분류된다. 유기 게르마늄은 일본 후생성에서 정식으로 허가된 연구용 의약품으로 일본 전역 50여 개의 의과대학 부속병원에서 각종 암 환자와 성인병 환자에게 투여하고, 전혀 부작용이 없는 항암제로써 미국, 영국, 독일, 프랑스, 캐나다, 러시아 등에서 국제특허를 획득하여

WHO(세계보건기구)가 공식으로 인정해준 천연물질 원소다.

(8) 제독작용 및 체내 중금속 배출작용

유기 게르마늄은 산화성이 강한 산소 원자를 갖는 화학적 특성 때문에 독성 물질을 흡인하여 화학적으로 결합한 후 독성이 없는 다른 물질을 만드는 제독작용을 한다. 특히 수은, 카드뮴 등의 중금속 오염 제독에 뛰어나며 담배를 피우는 사람은 누구를 막론하고 카드뮴에 중독되어 있는 바, 흡연자에게는 매우 효과적인 제독작용을 한다.

(9) 자연 치유력 증강작용

인간은 물론 모든 생물은 태어나면서부터 자연 치유력을 보유하고 있는 바, 이는 상처를 입었거나 이상이 생겼을 때 본래의 상태로 돌아가려는 본능적인 작용을 말한다. 게르마늄은 인체 내의 자연 치유력을 증강시키는 작용을 하므로 약으로 치유할 수 있는 현대의 난치병을 치유케하는 효능을 가진다.

약산게르마늄샘물(이하 약산샘물)은 강원도 홍천군 화촌면 굴운리 약물산에서 생산되는 국내 최대 규모의 게르마늄 생수다. 세계 3대 샘물 중 하나인 프랑스 루르드 광천수보다 게르마늄 함유량이 훨씬 많다. 일본과 중국 등에 수출되고 있는데, 오히려 우리나라에서보다 더 알려져 있고 인기가 좋다. 국내에서는 한 번 맛본 사람이 다시 찾고 주변 사람들에게 소문을 내도록 하는 바이럴마케팅에만 의존하고 있기 때문에 상대적으로 덜 알려졌다.

약산샘물이 인체에 어떤 작용을 하는지 살펴보자.

첫째, 탁월한 해독작용이다. 인간이 질병이 걸리는 이유 중 하나는 몸속에서 여러 물질이 만나 독성을 만들어 낸다. 게르마늄은 체내의 분자결합을 와해시켜 불필요한 물질을 체외로 배출시키는 기능을 발휘한다.

둘째, 산소공급 증량작용이다. 게르마늄은 산소, 호르몬 활성화에 필요한 체내 조건을 정비하고 체내 곳곳에 산소와 영양 보급은 물론 일산화탄소와 노폐물을 회수하는 기능이 있다.

셋째, 전위정상화 작용이다. 게르마늄이 가진 반도체로서의 가장 과학적인 특징은 전위현상이다. 인체 내 게르마늄 원소는 혈액과 함께 순환해 신체 전위를 정상상태로 돌려준다.

넷째, 인터페론 유발작용이다. 게르마늄은 백혈구를 활성화해 인터페론 생산을 촉진시켜 암세포가 방출하는 브로친카이네스의 작용을 없애준다.

이밖에 세포 파괴 및 산화 방지작용, 면역 반란 억제작용, 항상성 유지기능을 높이는 작용 등을 한다. 특히 게르마늄 생수를 먹고 각종 질병을 고쳤다는 연구보고가 적지 않다. 특히 일상생활이 불규칙한 사람, 지나치게 육식을 많이 하는 사람, 술과 담배를 하는 사람 등은 이로 인한 독소를 제거하기 때문에 효과적이다.

유통과정에서 변질될 위험은?

약산게르마늄샘물은 햇빛에 노출되지 않는 종이상자 포장으로 일반 생수에 비해 비용이 더 들어간다. 병마개 하나에도 2중 잠금 방식이라 일반 마개와 비교해 비용이 더 들어간다. 또 유통과정에 변질을 막기 위해 '말통'으로 판매하지 않고 있다. 가끔 처음 '약산샘물'을 드신 소비자들이 구토나 설사, 가려움증 등 부작용을 호소하기도 한다. 그러나 이는 '명현반응'으로 인체 내 나쁜 수소이온을 갑자기 배출시키면서 나타나는 현상이다.

04
명상

명상은 행위의 측면에서 단순하게 표현하면, 개인이 마음을 운영하거나 훈련하거나 정신이 평화로운 생각에 참여할 수 있도록 의식 모드를 유도하는 관행이다. 명상은 종종 마음을 깨끗이 하고, 스트레스를 줄이며, 휴식을 촉진 시키거나 마음을 훈련하는 데 사용된다. 앉아 있는 동안에 만트라를 반복하는 방법과 자신의 호흡을 관조하는 방법 등이 있다. 조용한 환경에서 눈을 감고 있을 때 할 수 있다.

1) 명상의 놀라운 장점

(1) 스트레스를 줄여준다
명상을 하고 나면 스트레스가 사라지는 것에 스스로 놀라게 되며, 명상이 끝나면 마음이 가볍고 편안해지는 것을 느끼게 된다.

(2) 숙면을 취하게 한다
명상을 하면 숙면을 취할 수 있고 보다 활기찬 삶을 살아갈 준비를 할 수 있다. 잠자기 전에 눈을 감고 하는 명상은 편하게 잠을 잘 수 있게 도와준다.

(3) 짜증을 줄여준다

사람은 누구나 자신을 화나게 하는 사람들에게 짜증이 나게 마련이다. 명상의 세계에 빠져들면 평온은 물론 참을성이 생기게 되는데, 화를 내거나 짜증을 내지 않기 때문에 쉽게 편안함을 느낄 수 있다.

(4) 기분이 더 좋아지게 한다

전반적으로 기분이 좋아지게 되며, 자신이 더 행복한 사람이라고 느낄 수 있다. 부정적이고 불안한 생각에서 벗어나는 데 커다란 도움이 된다.

(5) 산만함을 피할 수 있다

명상은 마음을 더 정리해서 움직이는 데 도움이 되며, 어려움과 맞설 때에도 통제할 수 없는 압도감을 느끼지 않게 한다.

2) 효과적으로 성공적으로 명상하는 방법

(1) 공복에 명상하지 않기

배가 고프면 마음이 쉽게 산만해지고, 배가 꼬르륵거리기 시작하면 몸이 공복 상태를 지각하게 되어 명상에 집중하기가 어렵다. 거기다 명상이 끝난 후 여유 있게 식사를 준비하기보다는 허겁지겁 음식을 먹게 될 가능성이 더 높아진다. 따라서 명상 전에 가벼운 식사를 하거나 견과류 등을 준비하는 게 좋다.

(2) 편안한 옷 입기

가능하면 가장 편안한 옷을 입고 명상에 임하는 게 좋다. 특히 딱 붙는 바지, 예를 들면 스키니진과 같은 옷은 피하는 게 좋다. 중요한 것은 몸을 가장 편안한 상태로 만들어 정신이 온전히 명상에 집중할 수 있도록 하는 것이다.

(3) 가장 편한 자세 찾기

명상을 할 때 꼭 해야 하는 자세가 하나로 정해져 있는 것은 아니다. 다리를 교차해 양반다리로 앉는다든지, 무릎을 꿇고 앉아 손을 허벅지 위에 올려놓는다든지, 허리가 아프다면 양팔을 옆에 두고 손바닥이 위로 향한 상태로 편안히 누워도 된다. 명상을 할 때 자세는 당신이 결정하는 것이다. 스스로 편안한 자세를 취하는 것이 가장 중요하다.

(4) 기대 갖지 않기

몇 번의 명상을 통해서 삶이 확 다르게 느껴진다든지, 스트레스가 없어지는 일은 없다. 명상을 하는 동안 현재의 시공간을 초월한 특별한 경험을 할 수 있는 것도 아니다. 명상을 할 땐 마음을 비우고 그저 호흡에 집중해야 한다. 그러면 천천히 몸의 긴장이 풀리고 열리는 느낌 그리고 쓸데없이 붙잡고 있었던 것들을 보낼 수 있을 듯한 느낌이 들 것이다

(5) 다른 사람들의 의견 듣기

서로 짧은 이야기 몇 마디를 주고받을 수 있는 편안한 분위기를 유도하면, 마음을 열고 다른 사람들의 명상에 대한 생각이나 그들의 이

야기를 경청한다. 타인에게 마음의 문을 닫아 놓고 있다면 명상에 임하는 몸과 마음 역시 잘 열리지 않는다.

(6) 긍정적인 말 반복하기

명상을 하는 동안 부정적인 생각을 없애기 위해서, 이 생각들이 차지하고 있는 자리를 긍정적인 말로 채울 필요가 있다. 예를 들면 '나는 슬프다'라는 마음이 들어차 있는 것 같을 때 '나는 행복하다'라는 말을 속으로 되뇌는 것이다.

단순히 '균형', '조화', '행복', '평화'와 같은 단어를 반복하는 것도 효과가 있다. 소용없는 것 같아도 명상을 하는 동안 이 표현들을 소리 없이 되뇌다 보면 이 단어들이 가진 아우라가 속에서 공명하는 느낌이 든다

제11장

카이로프랙틱

01 카이로프랙틱

01
카이로프랙틱

1) 카이로프랙틱이란?

서양에서 시작된 척추교정술로써 물리치료와는 완전히 다른 의학이다. 한국에서는 일반적으로 활법이라고 알려진 척추교정술이나 한의학의 추나(推拿)요법과 비슷한 듯하지만 엄연히 다르다.

카이로프랙틱은 뇌와 세포 간에 신경전달이 원활히 되어 인체가 정상적 기능을 하도록 돕는다. 교정치료 외에 다양한 자연치료를 이용한다.

1895년 미국의 D. D. Palmer에 의해 기존의 수기요법(손으로 하는 마사지 등의 치료 요법)들과는 다르게 어긋난 뼈를 바로 잡아서 신경전달이 잘되도록 하는 것이 기본 철학이다.

흔히 뼈와 관련되었다고 알려져서 뚜닥뚜닥 우드득 거리면서 몸 풀어주는 것이라고 생각하기 쉽지만, 사실은 관절도 포함하는 근, 건 반사를 자극하는 치료법이다.

온몸을 구부리고 펴고 하는 큰 자세를 필요로 할 때도 있지만, 단순히 팔을 굽혔다 폈다 하기도 하고 손가락만 튕기기도 해서 어떨 때는 이게 치료인가 싶을 때도 있다.

2) 미국 / 캐나다에서 카이로프랙틱

카이로프랙틱이라는 말은 그리스어에서 파생되었는데, 손을 뜻하는 '카이로(chiro)'와 치료를 뜻하는 '프랙틱스(praxis)'의 합성어로, 약물이나 수술을 사용하지 않고, 예방과 유지 측면에 역점을 두어 신경, 근골격계를 복합적으로 다루는 치료이다. 카이로프랙틱 치료의 이론적인 근거는 숙련자의 손 기술을 통해 척추의 후관절(facet joint)에 관절운동 범위를 약간 넘도록 고속, 저강도의 자극을 가하여 후관절을 늘려주면, 후관절의 비정상적인 배열을 교정할 수 있고, 이를 통해 전체 척추의 비정상적인 배열을 교정하고 신경이 눌리는 부분을 풀어줄 수 있다는 것이다.

또한, 관절과 근육 속의 감각수용체와 기타 인체 내의 감각수용체를 자극해서, 좌뇌 신호와 우뇌 신호의 균형을 맞춤으로써 병증을 경감시킨다고 알려져 있다. 급성 요통, 만성 요통, 요추 추간판탈출증, 척추 전방전위증, 척추 분리증, 척추관 협착증, 요추부 염좌, 근육통, 좌골 신경통, 경추 추간판탈출증, 척추측만증, 만성 두통, 거북목 증후군 등을 치료할 수 있다고 알려져 있으며, 몸 전체의 불균형으로 인한 턱관절 장애 등, 치료 분야는 상당히 다양하다. 즉각 통증이 줄어들고 체감 효과가 있다는 것이 장점이다.

카이로프랙틱은 대체의학의 하나로 카이로프랙틱 의대(정확히는 대학원 과정)와 면허가 있다. 일단은 의사(Dr.) 칭호를 준다. 물론 어디까지나 골격계 관련된 교정술에 한정되지만…. 미국에서는 제1차 의료로 분류되어 의료보험까지 적용되고, 캐나다에서는 일부 주에 한정하여 주정부 의료보험 혜택을 받을 수 있다. 공인받은 카이로프랙틱 협회가 있고 활동하고 있다. 한국에서 골격계 질병은 정형외과를 가듯이, 미국/캐나다에서는 카이로프랙틱 닥터(카이로프랙터)를 찾아가는 게 보편적이다. 어차피 아파서 가정의 같은 내과의를 찾아가고 대형병원의 외과의를 찾아가거나, 응급실에 가도, 카이로프랙터 아무데나 가라고 한다. 미국/캐나다를 포함해 일부 서구에서는 의사로 규정되어있기 때문에 규정된 교육기관에서 공부를 하고 규정된 협회의 면허시험을 통해서 면허증을 얻게 되는 일련의 과정이 국가나 협회에 정립되어 있다.

3) 한국에서 카이로프랙틱

○○대학교의 건강관리학과 및 수안재활복지학과 그리고 자연치유학과는 세계구급으로 인증을 받은 카이로프랙틱 교육과정을 지원한다. 그리고 졸업 시 1~4차로 이루어진 미국의 국가고시를 통과하면, 미국 카이로프랙틱 의사 면허를 취득할 수 있다. 현재 몇몇 졸업생들이 미국 카이로프랙틱 의사 면허를 취득하였다. 그러나 ○○대학교는 2022년도 까지만 이 교육과정을 지원하며, 2018년부터 신입생을 받지 않는다. 또한 대한카이로프랙틱협회가 구성되어 국제 공인을 받아 활동 중이다. 이곳 외 다른 협회(대한요법 카이로프랙틱협회, 한국카이로프랙틱협회)들이 있다.

하지만 ○○대에서 카이로프랙틱 의사 면허를 따거나 외국 카이로프랙틱 대학을 나와도 한국에서 카이로프랙틱 시술을 하려면 2017년 현재 카이로프랙틱 의사면허만으로는 안 된다. 국내 의료법상 의사, 한의사 면허를 소지한 사람이라야 카이로프랙틱 닥터 단독으로 개원할 수 있다. 이런 실정이다 보니 한국의 카이로프랙틱 시술 병원은 보통 공간척추교정 등의 척추교정을 메인으로 하고 카이로프랙틱을 부수적으로 다루는 경우가 대다수다. 미국이 카이로프랙틱 의사 면허가 따로 있듯이 카이로프랙틱 시술 자체가 의술의 모든 지식을 필요로 하지 않는데 한국에서는 자격을 의사와 한의사로만 제한하고 있어, 카이로프랙틱의 전문성이 크게 떨어진다. 따라서 미국 카이로프랙틱 의사는 한국에서 의료행위를 하면 불법이다. 이것도 최근에야 미국에서 배워온 카이로프랙터가 있는 것이고 이전에는 일본에서 배웠거나 한국 내에서 도제식으로 교육받은 사람이 있는데 아무리 실력이 뛰어나도 모두 불법이다. 이것이 의사와 한의사만 의료행위가 가능한 한국 의료법의 한계이다. 다만 의사와 한의사가 아니어도 물리치료사 자격증을 소지한 사람이라면 정형외과 또는 재활의학과 전문의가 개설한 병원의 물리치료 분과에서 의사의 통제 하에 시술할 수 있다. 보통 병원이나 의원에서 근무하는 카이로프랙틱 담당자들은 물리치료사 자격을 갖춘 사람들이 많다.

한국도 카이로프랙틱에 대한 견해도 넓히고 전문적이고 국제적인 카이로프랙터를 양성할 수 있는 기준마련이 시급하고 이를 위해서는 국제 면허를 인정하는 법규가 새로이 개설되어야 하고 의사가 아닌 전문가가 양성되어 다양한 분야의 재활이 요구되는 바이다. 이는 의료비를 절감할 수 있고 자연치유의 지름길이다.

4) 카이로프랙틱의 원리

카이로프랙틱은 생명과 건강의 근원이 무엇인가를 탐구하며 그 속에서 질병을 치료하는 원리와 법칙을 찾아내고자 하는 철학에 그 기초이론의 근본을 두고 있다. 카이로프랙틱에서는 생명과 건강의 근원을 선천적 재능(innate intelligence)이라는 단어로 표현하는데, 이것을 쉽게 표현하자면 자연적인 회복기능 즉, 인체 자체가 가진 본래의 회복기능이라고 볼 수 있다.

선천적 재능은 신체의 조직적인 구조들을 통하여 다양한 세포들의 결합과 기능을 조정하는데 이 계통을 카이로프랙틱에서는 신경계(nerve system)라고 부르며, 선천적 재능의 생명력을 뇌세포에서 몸 세포까지 전하는 원심신경(efferent nerve)과 신체 세포에서 뇌세포로 생명력을 전하는 구심신경(afferent nerve)으로 나누어져 신체를 조화롭게 조절한다고 본다.

그러므로 카이로프랙틱에서 말하는 건강의 의미란, 선천적 재능이 신경계를 통해서 아무런 막힘이 없이 무탈하게 전신에 전해지는 것이고, 선천적 재능이 자생력을 온전하게 발휘하기 위해서는 신체의 신경작용인 척추, 골반 등을 교정하여 장애를 해소해야 한다는 것이다.

그렇기 때문에 일부 카이로프랙터는 만병이 척추의 배열 잘못에서 온다고 주장하기도 한다. 심지어 당뇨, 고혈압을 비롯하여 만병이 척추 배열 이상이 원인이라고 한다. 본격 기치료 수준으로 다가가고 있다. 일부의 주장이라고 하기엔 이런 주장을 하는 카이로프랙터가 많다. 이것은 현대 의학에서 받아들이기 어려운 이야기일 뿐만 아니라 미국 Doctor of Chiropractic degree의 인정 범위를 벗어나는 유사 의학 수준이다.

영국의 카이로프랙틱협회는 과학 관련 저술가인 사이먼 싱을 명예훼손으로 고소하는 일이 있었다. 카이로프랙틱이 천식 등의 질병을 치유할 수 있다고 한 것에 대해 비판하는 글을 썼다는 이유였다. 이에 대해 리처드 도킨스는 자유민주당(영국)의 지지자로서 자민당 콘퍼런스에서 연설을 할 기회가 있었는데, 이 사건을 예로 들어 명예훼손법의 개정을 피력하였다.

5) 치료 방법

엑스레이 영상(CT나 MRI 영상을 참고하기도 한다)이나 다양한 진단 기구들을 이용하여 정위치에서 이탈된 골격, 척추(목 포함)를 교정한다. 보통 통증 부위 근육이 상당히 경직되어 있는 상태이기 때문에 근육을 먼저 풀어주며 어느 정도 근육이 이완되면 문제가 되는 척추뼈를 움직일 수 있는 상태가 되는데 여러 자세를 응용하여 손으로 순간적인 힘을 주어 교정한다. 교정 시술 후 제대로 교정이 되었는지 확인한다. 보통 환자의 근육이 상당히 강직된 상태이기 때문에 증상이 심할 경우는 어느 정도 교정 후에 다음 약속을 잡는 식으로 조금씩 교정하기도 한다.

6) 치료 효과

일부 카이로프랙터는 "척추 전방전위증, 척추 분리증, 척추관 협착증, 요추부 염좌, 근육통, 좌골 신경통, 경추 추간판탈출증, 척추 측만증, 만성 두통, 거북목 증후군 등을 치료할 수 있다"고 주장한다.

척추 증상 관련 환자 입장에서는 극심한 통증으로 일상생활이 불가능할 정도인데 통증 이유는 비정상적으로 원위치에서 이탈된 척추뼈

흉추교정(상하교정) 흉추교정(좌우교정) 흉추교정(좌우교정) 흉추(일자교정)

어깨교정 흉추(앞뒤교정) 거북목교정 목교정(상하교정)

경추교정(우교정) 경추교정(좌교정) 목과어깨교정 목 스트레칭(펴기)

요추교정 어깨교정 골반과 허리교정 흉추펴기

요추교정 요추와 골반교정 요추교정(앞뒤) 골반교정(앞뒤)

척추(일자교정) 골반교정(상하) 목교정(위 아래) 발목교정(좌우)

발가락교정 발목교정(뒤꿈치) 골반교정(일자) 골반교정(좌우)

나 디스크(척추뼈 사이사이의 연골을 말한다)가 척추신경을 압박하기 때문이다. 게다가 압박된 신경에 해당되는 근육을 자극하여 근육이 항상 뭉쳐 있으므로 해당 부분의 근육통이 극심하다. 한국 내에서 카이로프랙틱은 정식으로 인정되어 있지 않기 때문에 카이로프랙터마다 실력이 천차만별이라 실력 없는 카이로프랙터한테 받으면 제대로 교정이 안 되어 통증은 여전한 채 돈만 날리지만, 실력 있는 카이로프랙터한테 시술받은 경우는 한두 번 시술에 교정되어 통증이 없어지기도 한다.

카이로프랙터가 원하는 부위를 전문으로 엑스레이 촬영하는 방사선사, 그 촬영된 척추 엑스레이 영상을 판독하는 카이로프랙터의 판독실력, 통증 부위를 정확히 교정하는 카이로프랙터의 교정실력, 이 삼박자가 맞아야 한다. 시술 후 뼈나 디스크로 눌렸던 신경이 교정 후 점차 눌리지 않게 되어 통증이 사라지게 된다.

정형외과의 물리치료사를 통해서 치료받는 경우 국민건강보험 적용이 안 되므로 치료수가가 회당 10만 원 내외로 매우 비싸서 보험회사의 실손의료보험으로 의료비를 충당하는 것이 낫다. 제도권 의료인이 아닌 카이로프랙터한테 치료받는 경우는 보험회사 실손보험도 안 되고 현금으로만 지불 가능한데다 가격이 천차만별인데 실력 있는 분은 병원보다 더 비싸고 인맥이 있으면 병원보다 저렴하게 시술받을 수도 있다.

다만 의료인 카이로프랙터든 비의료인 카이로프랙터든 세 번이나 치료받고도 증상이 나아지지 않으면 실력 없는 곳이므로 돈날리지 말고 다른 데서 치료받도록 하자. 그리고 척추뼈, 척추디스크, 척추신경이 손상된 경우는 카이로프랙틱으로 치료가 불가능하므로 이 경우는 정형외과에서 수술이 필요하다.

이같이 미국의 경우 전문대학원 제도를 운영 중이며 Doctor of Chiropractic 를 취득하면 의료 활동을 할 수 있다. 영국, 캐나다, 오스트레일리아 등 영연방국가에서도 인정되는 부분에 대하여 의료 서비스로 이용 가능하다. 척추지압사(Chiropractor)와 척추지압 의사(chiropractic doctor)의 명칭을 혼용하며 해당 'doctor'는 'non-medical doctors'를 의미한다.

카이로프랙틱의 국가별 법적 지위는 매우 상이한 상태다. 아예 법적 지위에 대한 자료가 없는 국가들도 상당수 있다. 미국, 영연방 국가들처럼 제도화된 경우도 있으나 일본의 경우처럼 일종의 민간자격으로 안마사 수준으로 취급하여 카이로프랙틱 활동을 할 수 있으나 교육 이수와 상관없이 아무나 활동이 가능한 국가들도 있다. 우리나라도 이를 시급히 받아들일 필요성이 대두된다.

제12장

스트레칭

01 스트레칭

01
스트레칭

스트레칭이란?

스트레칭이란 근육을 포함한 관절 주변 조직을 반동 없이 늘리는 운동이다. 근육을 천천히 조금씩 늘리면 신축성, 관절의 가동 범위를 확장, 체온과 근육의 온도가 서서히 높아지고 근육이 편안하게 된다. 또한 관절이 움직일 수 있는 범위도 넓어지므로 신체의 유연성을 높이는 효과가 있다.

근육의 유연성이 좋아지면 무리하게 늘어났을 경우 근육 파열과 단열 등의 근육 손상을 예방할 수 있고, 근육을 늘려도 근력에 의하여 조절이 가능하기 때문에 염좌 등의 관절 상해를 막을 수 있다.

사람이 음식을 할 때 미리 맛을 보는 것과 같이, 본 운동을 하기 전에 스트레칭을 함으로써 인체의 신경에 근육과 관절운동의 위험 범위를 미리 알려주는 의미도 있다고 할 수 있다.

중요한 것은 근육을 이완시키는 것이며, 늘어날 때는 통증이 없고 상쾌하고 기분 좋게 느낄 수 있어야 한다. 근육에 통증을 느낄 정도로 강하게 반동을 이용하면 오히려 역반응이 일어날 가능성이 높으므로 좋지 않다. 힘을 세게 가할수록 근육이 더 많이 이완되고 유연성이 높아질 것이라는 생각은 잘못된 판단이다. 무리한 동작은 근육에 통증만 생길 뿐이다.

(1) 스트레칭은 언제, 어떻게 해야 하는가?

① 가벼운 조깅 (땀이 약간 날 정도)

② 각 신체 부위별 스트레칭

③ 본 운동 (운동 사이사이 스트레칭)

④ 본 운동이 끝난 후 가벼운 걷기 (5분 정도)

(2) 스트레칭의 순서

스트레칭을 할 때는 처음에 심장에서 가까운 곳부터 시작하는 것이 좋다.

손 → 가슴 부위 → 등 → 목 → 요추부 근육 → 대퇴부 근육 → 비복근 근육 → 아킬레스건 → 족관절

(3) 스트레칭의 효과

① 관절의 부상 및 근육결림 예방

② 근력 향상에 도움

③ 올바른 자세 유지에 도움

④ 근육의 빠른 피로회복 유도

⑤ 신체 수행능력 향상

(4) 스트레칭 동작과 설명

24가지 동작들을 각 20초씩 해 주면 된다.

① 목 스트레칭

② 옆구리 스트레칭

③ 등 스트레칭

④ 어깨 스트레칭

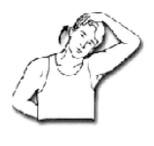
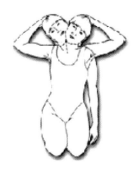

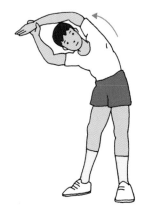

⑤ 삼두(위팔-뒤쪽) 스트레칭

⑥ 대퇴사두(허벅지-앞쪽) 스트레칭

⑦ 대퇴사두(허벅지-앞쪽) 스트레칭&비복근(종아리) 스트레칭

⑧ 슬굴곡근(햄스트링) 스트레칭

⑨ 둔근(엉덩이) 스트레칭

⑩ 슬굴곡근(햄스트링) 스트레칭

⑪ 기립근(허리) 스트레칭

⑫ 허리 스트레칭

⑬ 전신 스트레칭(쭉쭉이)

제13장

자연치유 방법론

01
식이(식사)요법

1) 식이요법이란?

식품의 균형된 선택을 강조하며 가장 적절한 영양을 공급함으로써 질병을 개선 및 회복시키려는 치료 방법이다.

식이요법은 질병 및 취약기의 영양원리를 이해하여 개개인에게 일어나는 영양상태를 평가하고 이에 과부족이 없도록 필요한 영양이 잘 공급되도록 한다. 다른 요법과 차이가 있다면 식생활의 문화적인 측면까지 고려하여 방법에 문화성을 띤다는 점이다.

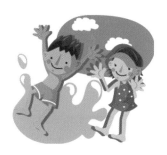

(1) 식품군의 영양소
영양소의 기능 : 구성식품, 조절식품, 열량식품

• 몸을 자라게 하는 구성소 – 단백질, 칼슘

→ 피와 살을 만들고 뼈와 이를 튼튼하게 하며 두뇌 발달을 촉진한다.

- 몸의 기능을 조절해 주는 조절소 - 비타민, 무기질
  → 몸의 각 부분의 기능을 도와주고 질병을 이겨내는 힘을 줌.
- 열과 힘을 내게 해주는 열량소 - 탄수화물, 지방
  → 활동에 필요한 힘을 주고 일정한 체온 유지.

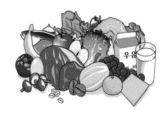

(2) 식품 영양소 기능

[영양소 및 기능별 분류]

영양소 구분	풍부한 식품	부족시 대표적인 증상	주요식품기능
탄수화물	곡류, 전분류	발육불량, 원기쇠약 과잉시 동맥경화, 비만	열량식품
지방	유지, 견과류	발육정지, 피부건조, 위궤양, 과잉시 비만, 동맥경화, 지방간, 고혈압	신체구성식품
단백질	고기, 생선, 알, 콩류	발육정지, 빈혈, 저항력 감소, 부종 과잉시 신장질환, 비만, 고혈압	신체구성식품
무기질	채소 및 과일류	뼈의 연화, 빈혈	조절식품
비타민	채소 및 과일류	눈과 피부 건강 불량, 성장 부진, 빈혈	조절식품

(3) 식품구성탑

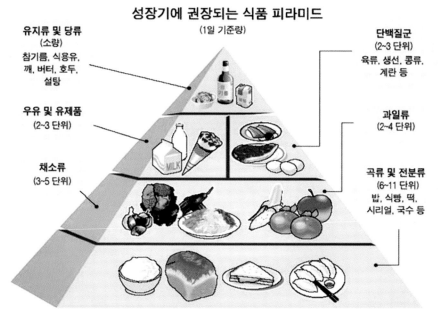

성장기에 권장되는 식품 피라미드
(1일 기준량)

유지류 및 당류
(소량)
참기름, 식용유,
깨, 버터, 호두,
설탕

단백질군
(2~3 단위)
육류, 생선, 콩류,
계란 등

우유 및 유제품
(2~3 단위)

과일류
(2~4 단위)

채소류
(3~5 단위)

곡류 및 전분류
(6~11 단위)
밥, 식빵, 떡,
시리얼, 국수 등

※ 1단위는 1접시로 자신의 주먹 크기로 계산
· 채소 1접시는 갈아서 반컵 정도
· 곡류 1접시는 빵 한조각, 밥 1공기, 시리얼 30g

· 단백질 1접시는 50~80g, 중간 크기 계란 2개, 콩 1접시
· 유제품 1접시는 우유 250mg, 치즈 40g

(4) 식이요법의 상식

① 환자의 기호에 맞는 식사를 제공.

② 음식의 온도는 소화기에 자극이 없는 미지근한 것(중간).

③ 화학첨가제, 조미료는 피하는 것이
  좋다.

④ 식품 안전성에 유의.

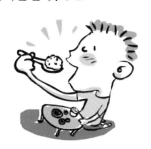

토란줄기-호모켄티신산(식중독 유발) 삶
은 후 오랜 시간 물에 담가 독을 뺀다.

⑤ 식사는 대화를 나누면서 따뜻한 분위기에서 하면 체내의 영양소가 원활하게 공급된다.

키가 크는 식사요법 ‼

1. 비타민C, D가 풍부한 식품(귤,시금치 등) 섭취로 칼슘의 흡수 증진
2. 동물성 기름 섭취를 피하고 식물성 기름 섭취
3. 취침 전 2시간 전에는 섭취 및 짠 음식 피함
4. 단맛이 강한 음식 및 인스턴트 음식, 탄산음료는 피함
5. 우유, 멸치 ,뼈째 먹는 생선, 김 등 칼슘이 많은 식품을 자주 섭취
6. 칼슘 흡수를 방해하는 초콜릿, 코코아 커피는 제한

키가 크는 방법!

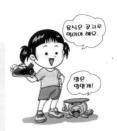

▽ 키 크는데 지켜야 할 것은

1. 충분한 수면
2. 균형 잡힌 영양공급
3. 달리기, 줄넘기, 농구, 배구 등의 중력운동은 키 성장에 큰 도움이 됨
4. 성장판을 자극하는 운동

   귀 자극하기 : 귓구멍 입구의 아래쪽에 접시같이 부드러운 뼈가 있어요.
   이곳을 지압하면 뇌하수체를 자극해 성장호르몬의 분비가
   촉진됩니다.

   발가락 자극하기 : 엄지발가락의 도톰한 부분을 꾹꾹 눌러줍니다.

   허리 자극하기 : 허리에서 척추 좌우로 3~4cm 떨어진 곳에 2개의 지압점을
   눌러줍니다.

   복사뼈 자극하기 : 안쪽 복사뼈와 아킬레스건 사이에 움푹 파인 곳을
   지압합니다.

(5) 뇌가 건강해지는 식습관

① 규칙적인 식사를 하라.

② 채소와 과일은 하루 네 번 - 채소나 과일에 많이 들어 있는 비타민C와 E, 베타카로틴은 뇌를 정화시키는 항산화작용을 한다.

③ 질 좋은 기름을 섭취하라. 참기름이나 들기름, 올리브오일, 포도씨기름 등.

④ DHA와 EPA가 풍부한 생선(삼치, 고등어, 꽁치 같은 등푸른 생선)은 매일 섭취한다.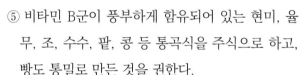

⑤ 비타민 B군이 풍부하게 함유되어 있는 현미, 율무, 조, 수수, 팥, 콩 등 통곡식을 주식으로 하고, 빵도 통밀로 만든 것을 권한다.

⑥ 두뇌 회전을 도와주는 호두, 땅콩은 수시로 먹는다. 호두, 잣, 땅콩, 파스타치오 등의 견과류와 검은깨, 호박씨, 해바라기씨 등의 씨앗류에는 몸에서 생기는 유해물질인 활성산소를 억제하는 비타민E가 많아 뇌 발달을 촉진시킨다.

⑦ 콩을 매끼마다 - 두뇌에 양질의 단백질을 공급해준다.

⑧ 칼슘 식품을 먹으면 머리가 좋아진다. 칼슘을 충분히 섭취하면 집중력과 지구력이 생겨 학습 능력이 향상된다.(멸치, 녹색 채소, 미역, 다시마, 톳 등이며 미역은 매우 훌륭한 칼슘 공급원)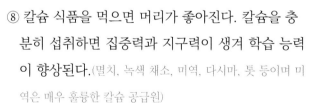

⑨ 물을 충분히 먹어야 머리가 깨끗해진다. 수분과 산소가 부족해지면 혈액순환에 장애가 생기고 혈

류가 건강하지 못하면 뇌 기능도 활발하지 못하게 된다.

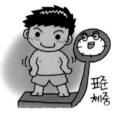
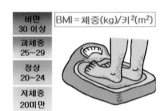

저체중에서 벗어나는 방법

- 체질량 지수(BMI : Body Mass Index) 계산에 의한 방법
- 체질량 지수 : 현재 체중(kg) ÷ 〔신장(m) × 신장(m)〕
    * 18.5 미만 – 저체중
    * 18.5~22.9 – 보통
    * 22.9~23 이상 – 과체중

[1인 1회 분량]

식품군	1인 1회 분량				
5층 유지.당류 (45Kcal)	기름1작은술 (5g)	버터1작은술 (6g)	마요네즈1작은술 (6g)	탄산음료 (100g)	설탕1큰술 (12g)
	땅콩10~12개	사탕3개			
4층 우유.유제품 (135Kcal)	우유1개 (200g)	액상요구르트 (180g)	치즈투장 (30g)	아이스크림 (100g)	
3층 고기.생선 계란.콩류 (80Kcal)	고기류 반컵 (60g)	닭다리1개	생선1토막 (70g)	햄2조각	계란1개 (50g)
	투부1/6모 (80g)	콩2큰술 (20g)			
2층 채소.과일류 (열량 다양)	채소류1접시 (70g)	김치1접시 (60g)	버섯1접시	김	딸기12개 (200g)
	배1/4조각 (100g)	귤1개 (100g)	토마토1개 (200g)	수박1조각 (200g)	사과1/2조각 (100g)
1층 곡류.전분류 (300Kcal)	밥1공기 (210g)	빵3쪽 (100g)	곰보빵1대	국수1대	떡2~3조각 (100g)	감자1개	밤6개

나의 하루 에너지 필요 추정량은?

연령	남자	여자
1~2	1,000	1,000
3~5	1,400	1,400
6~8	1,700	1,500
9~11	2,100	1,800
12~14	2,500	2,000
15~18	2,700	2,000
19~29	2,600	2,100
30~49	2,400	1,900
50~64	2,200	1,800
65~74	2,000	1,600
75+	2,000	1,600

채식의 종류

- 완전 채식 : 동물성 식품, 파, 부추, 마늘, 달래 등을 먹지 않는다.
- 우유 채식 : 우유와 유제품에 한해서 먹는다.
- 난유 채식 : 알에 한해서 먹는다.
- 준 채식 : 동물성 식품(고기)을 먹지 않는다.

2) 식품교환표

- 미국에서 당뇨 환자 교육용으로 개발됨.
- 한국에서는 1988년 대한당뇨학회, 대한영양사회, 한국영양학회 공동 개발 후 2010년에 개정.

- 영양소 구성이 비슷한 식품들을 묶어 6개의 식품군으로 분류.
- 교환단위
- 같은 식품군 안에 있는 식품들끼리 서로 바꾸어 먹을 수 있는 식품의 단위.

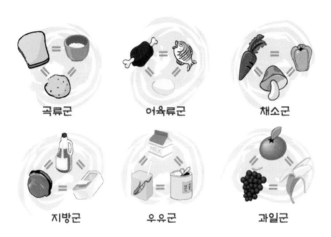

곡류군　　　어육류군　　　채소군

지방군　　　우유군　　　과일군

3) 식품군별 1교환단위 영양가

[주요 식품군 교환단위의 영양가]

식 품		열량(kcal)	당질(g)	단백질(g)	지방(g)
곡류군		100	23	2	–
어육류군	저지방	50	–	8	2
	중지방	75	–	8	5
	고지방	100	–	8	8
채소군		20	3	2	–
지방군		45	–	–	5
우유군	일반우유	125	10	6	7
	저지방우유	80	10	6	2
과일군		50	12	–	–

(1) 곡물군

[곡물군 1교환단위의 양] (당질: 23g, 단백질: 2g, 열량: 100kcal)

식품명	무게(g)	목측량
밥/죽류		
쌀밥	70	1/3공기(소)
쌀죽	140	2/3공기(소)
알곡류 및 가루제품		
미숫가루	30	1/4컵
밀가루	30	5큰스푼
백미, 쌀보리, 현미	30	3큰스푼
국수류		
(건)냉면, (건)당면	30	ㅡ
(건)국수, 스파게티, 쌀국수	30	
(삶은)국수, 스파게티, 쌀국수	90	
감자류		
감자	140	중 1개
고구마	70	중 1/2개
찰옥수수	70	1/2개
떡류		
가래떡	50	썬 것 11~12개
인절미	50	3개
절편	50	1개(5.5×5×1.5cm)
빵류		
식빵	35	1쪽(11×10×1.5cm)
모닝빵	35	중 1개
바게뜨빵	35	중 2쪽
식품명	**무게(g)**	**목측량**
묵류		
도토리묵	200	1/2모(6×7×4.5cm)
기타		
강냉이(옥수수)	30	1.5공기(소)
마	100	
밤	60	대 3개
콘플레이크	30	3/4컵
크래커	20	5개

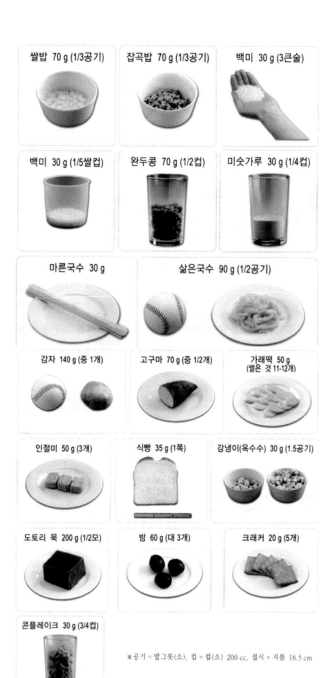

쌀밥 70 g (1/3공기)   잡곡밥 70 g (1/3공기)   백미 30 g (3큰술)

백미 30 g (1/5쌀컵)   완두콩 70 g (1/2컵)   미숫가루 30 g (1/4컵)

마른국수 30 g   삶은국수 90 g (1/2공기)

감자 140 g (중 1개)   고구마 70 g (중 1/2개)   가래떡 50 g (썬 것 11-12개)

인절미 50 g (3개)   식빵 35 g (1쪽)   강냉이(옥수수) 30 g (1.5공기)

도토리 묵 200 g (1/2모)   밤 60 g (대 3개)   크래커 20 g (5개)

콘플레이크 30 g (3/4컵)

※공기 = 밥그릇(소), 컵 = 컵(소) 200 cc, 접시 = 지름 16.5 cm

(2) 어육류군

① 어육류군(저지방)

[저지방 1교환단위의 양] (단백질: 8g, 지방: 2g, 열량: 50kcal)

식품명	무게(g)	목측량
고기류		
닭고기 (껍질, 기름기 제거 살코기)	40	소 1토막(탁구공 크기)
돼지고기(기름기 전혀 없는 살코기)	40	로스용 1장(12×10.3cm)
쇠고기(사태, 홍두깨)	40	로스용 1장(12×10.3cm)
오리고기	40	
생선류		
가자미, 광어, 대구, 동태, 병어,	50	소 1토막
연어, 조기, 참치, 코다리, 한치	50	소 1토막
건어물류 및 가공품		
건오징어채 ◑	15	
게맛살	50	
굴비	15	1/2토막
멸치	15	잔 것 1/4컵
뱅어포	15	1장
기타해산물		
굴	70	1/3컵
꽃게	70	소 1마리
낙지 ◑	100	1/2컵
물오징어 ◑	50	몸통 1/3등분
중하 ◑	50	3마리
조갯살	70	1/3컵

◑ 콜레스테롤 많은 식품

② 어육류군(저지방군)

돼지고기 40 g (살코기1장)

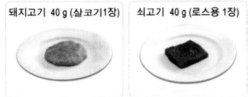

쇠고기 40 g (로스용 1장)

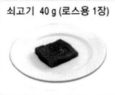

멸치 15 g (잔 것 1/4컵)

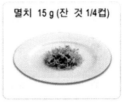

가자미 50 g (소 1토막)

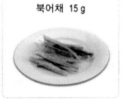

동태 50 g (소 1토막)

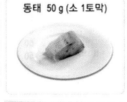

건오징어채 15 g

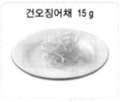

북어채 15 g

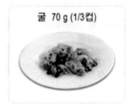

물오징어 50 g (몸통 1/3등분)

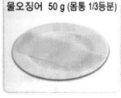

새우(중하) 50 g (3마리)

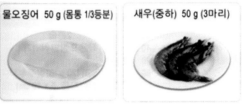

굴 70 g (1/3컵)

③ 어육류군(중지방)

[중지방 1교환단위의 양]

(단백질: 8g, 지방: 5g, 열량: 75kcal)

식품명	무게(g)	목측량
고기류		
돼지고기(안심)	40	로스용 1장(12×10.3cm)
햄	40	2장(8×6×0.8cm)
쇠고기(안심, 등심, 양지)	40	로스용 1장(12×10.3cm)
생선류		
갈치, 고등어, 꽁치, 삼치, 임연수어,	50	소 1토막
청어, 훈제연어, 장어 ◑	50	소 1토막
가공품		
어묵(튀긴것)	50	1장(15.5×10cm)
알류		
계란 ◑	55	중 1개
메추리알 ◑	40	5개
콩류 및 가공품		
검정콩	20	2큰술
낫또	40	작은포장단위 1개
두부	80	1/5모(420g 포장두부)
연두부	150	1/2개
순두부	200	1/2봉(지름 5×10cm)

◑ 콜레스테롤 많은 식품

③ 어육류군(중지방군)

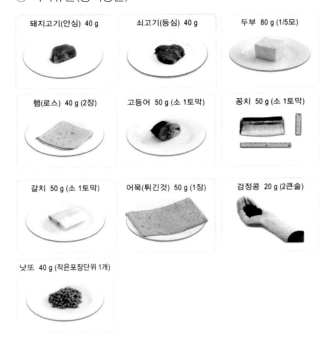

④ 어육류군(고지방)

[고지방 1교환단위의 양]　　　　　　　(단백질: 8g, 지방: 8g, 열량: 100kcal)

식품명	무게(g)	목측량
고기류 및 가공품		
개고기	40	
닭고기(껍질 포함)*	40	닭다리 1개
갈비(소갈비*, 돼지갈비)	40	소 1토막
비엔나소시지*	40	5개
베이컨*	40	1½ 장
삼겹살*	40	
생선류 및 가공품		
꽁치통조림, 참치통조림	50	1/3컵
치즈	30	1.5장

④ 어육류군(고지방군)

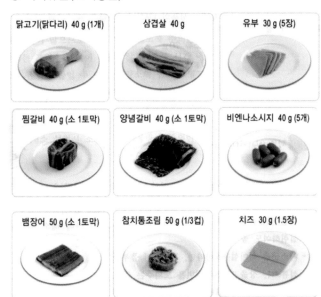

닭고기(닭다리) 40 g (1개)	삼겹살 40 g	유부 30 g (5장)
찜갈비 40 g (소 1토막)	양념갈비 40 g (소 1토막)	비엔나소시지 40 g (5개)
뱀장어 50 g (소 1토막)	참치통조림 50 g (1/3컵)	치즈 30 g (1.5장)

(3) 채소군

[채소군 1교환단위의 양]   (당질: 3g, 단백질: 2g, 열량: 200kcal)

식품명	무게(g)	목측량
고사리(익힌것), 근대, 돌미나리, 부추	70	익혀서 1/3컵
숙주, 시금치, 쑥갓, 아욱	70	익혀서 1/3컵
적양배추, 브로콜리, 상추,양배추,배추	70	−
양파, 양상치, 치커리, 풋고추, 단무지	70	−
가지	70	지름 3cm×길이 10cm
오이	70	중 1/3개
애호박	70	지름 6.5cm×두께 2.5cm
파프리카	70	대 1개
피망	70	중 2개
무	70	지름 8cm×길이 1.5cm
콩나물	70	익혀서 2/5컵
고춧잎, 당근	70	−
깻잎	40	20장
더덕, 도라지	40	−
단호박, 연근, 우엉, 쑥	40	−
곤약	70	−
김	2	1장
미역(생것), 파래(생것)	70	−
버섯류(생것)	50	−
깍두기	50	10개(1.5cm 크기)
배추김치	50	6~7개
총각김치	50	2개
나박김치, 동치미	70	−

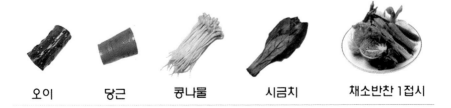

오이   당근   콩나물   시금치   채소반찬 1접시

(4) 지방군

[지방군 1교환단위의 양]

(지방: 5g, 열량: 45kcal)

식품명	무게(g)	목측량
견과류		
참깨	8	1큰스푼
땅콩 ◆	8	8개
아몬드 ◆	8	7개
잣	8	50알(1큰스푼)
호두	8	중 1.5개
고체성 기름		
땅콩버터	8	
버터*, 마가린	5	1작은스푼
드레싱		
마요네즈	5	1작은스푼
사우전드 드레싱, 프렌치 드레싱	10	2작은스푼
식물성 기름		
들기름, 참기름	5	1작은스푼
올리브유 ◆, 홍화씨유 ◆, 카놀라유 ◆	5	1작은스푼
콩기름, 포도씨유, 해바라기씨유	5	1작은스푼

◆ 단일 불포화지방산이 많은 식품, * 불포화지방산이 많은 식품

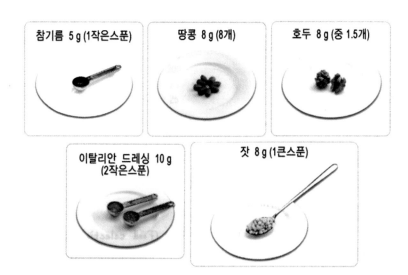

참기름 5 g (1작은스푼)

땅콩 8 g (8개)

호두 8 g (중 1.5개)

이탈리안 드레싱 10 g (2작은스푼)

잣 8 g (1큰스푼)

(5) 우유군

[저지방 우유군 1교환단위의 양] (당질: 10g, 단백질: 6g, 지방: 2g, 열량: 80kcal)

식품명	무게(g)	목측량
저지방우유(2%)	200	1컵(1팩)

일반 우유군 1교환단위의 양 (당질: 10g, 단백질: 6g, 지방: 7g, 열량: 125kcal)

식품명	무게(g)	목측량
두유	200	1컵(1팩)
일반우유	200	1컵(1팩)
전지분유, 조제분유	25	5큰스푼

(6) 과일군

[과일군 1교환단위의 양] (당질: 12g, 열량: 50kcal)

식품명	무게(g)	목측량
단감	50	중 1/3개
귤	120	–
오렌지	100	대 1/2개
한라봉	150	–
귤(통조림)	70	–
딸기	150	중 7개
메론	120	–
바나나(생)	50	중 1/2개
배	110	대 1/4개
황도복숭아	150	중 1/2개
천도복숭아	150	소 2개
복숭아 통조림	60	반쪽 1쪽
사과	80	중 1/3개
수박	150	중 1쪽
자두	150	특대 1개
참외	150	중 1/2개
키위	80	중 1개
방울토마토	300	–
토마토	350	소 2개
파인애플	200	–
파인애플(통조림)	70	–
포도	80	소 19알
건포도	15	–
배주스, 포도주스	80	–
사과주스, 오렌지주스, 토마토주스	100	1/2 컵

4) 식품교환표를 활용한 식단작성

① 영양 기준량의 결정

-대상자의 성별, 연령, 활동량 등을 고려하여 영양 기준량을 설정한다.

② 영양소 비율의 결정

-대상자의 식사력, 질병상태 등을 고려하여 3대 영양소의 비율과 양을 결정한다.

예) 2500kcal, 탄수화물 : 단백질 : 지방 = 60 : 15 : 25

• 탄수화물- $2500 \times 0.6 \div 4 = 375(g)$

• 단백질- $2500 \times 0.15 \div 4 = 94(g)$

• 지방- $2500 \times 0.25 \div 9 = 69(g)$

5) 과식방지를 위한 10계명

폭식이 다이어트의 적이라는 것은 누구나 아는 사실이지만, 과식은 자연스런 본능의 하나이기 때문에 억제하기 힘든 경우가 많다. 과식을 막기 위해 생활 속에서 실천할 수 있는 10가지 원칙을 알아보자.

① 규칙적인 식사를 한다.
② 식사는 4~6차례로 나눠서 조금씩 한다.
③ 그릇은 작고, 깊이가 얕은 것을 쓴다.
④ 채소, 콩, 섬유질 식품을 많이 먹는다.

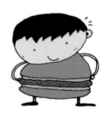

[교환단위수 배분을 이용한 식단작성]

끼니	식단명	교환단위수	분량
아침	잡곡밥 시금치된장국 가자미구이 느타리버섯볶음 배추김치	곡류군 3	잡곡밥 210g
		저지방 어육류군 1.5	가자미구이 75g
		채소군 2	시금치된장국 2/3그릇(시금치 35g) 느타리버섯볶음(느타리버섯 50g) 배추김치 25g
		지방군 1	가자미구이(식용유 1g) 느타리버섯볶음(식용유 4g)
간식	두유	일반우유군 1	두유 200mL
점심	흰밥 비빔밥 배추김치 수박	곡류군 3	흰밥 210g
		저지방 어육류군 0.5 중지방 어육류군 1	비빔밥 고기볶음 20g 비빔밥 계란프라이 1개
		채소군 2.5	비빔밥 야채(콩나물 20g, 당근 10g, 상치 20g, 시금치 30g, 무 25g, 애호박 35g), 배추김치 25g
		지방군 2	계란프라이(식용유 5g) 비빔밥(참기름 5g)
		과일군 1	수박 150g
간식	저지방 우유	저지방 우유군 1	저지방 우유 200mL
저녁	잡곡밥 된장찌개 닭살볶음 취나물 깍두기	곡류군 3	잡곡밥 190g 된장찌개(감자 50g)
		저지방 어육류군 1 중지방 어육류군 0.5	닭살볶음(닭살 40g) 된장찌개(두부 40g)
		채소군 2.5	된장찌개(양파 40g, 호박 20g, 풋고추 10g, 표고버섯 15g) 취나물(취 50g) 깍두기 25g
		지방군 1	닭살볶음(식용유 2.5g) 취나물(들기름 2.5g)
간식	배	과일군 1	배 1/4쪽

⑤ 식사시간에는 먹는 것에만 집중한다.

⑥ 반찬은 골고루 먹는다.

⑦ 한 숟가락씩 남기는 습관을 들인다.

⑧ 느린 템포의 음악을 틀어놓고 식사를 한다.

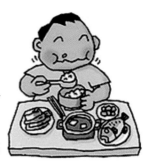

⑨ 식기나 식탁보는 검은색이나 파란색 등 차가운 계열의 색을 택한다.

⑩ 벨트를 한 칸 조인 뒤 식사를 한다.

6) 환경호르몬(내분비계 장애 물질)에 대하여

① 인간이 만든 환경오염물질에서 나오는 변형된 호르몬이다. 정상적인 호르몬의 작용을 방해하여 인체 내분비계에 큰 영향을 미치며, 특히 생식기능에 이상을 초래한다.

② 환경호르몬의 피해를 줄이려면 아래와 같은 방법이 있다.

- 컵라면은 다른 용기에 옮겨서 먹거나, 최소한 10분 이내에 먹는다.

- 캔음료는 되도록 먹지 않는다. 음료에는 일반적으로 식품첨가물이 많이 사용되며, 특히 캔은 용기 자체에서도 유해물질이 용출될 수 있다.

- 전자렌지에 플라스틱 용기를 넣어 음식을 데우지 않는다.

- 육류의 지방은 되도록 적게 섭취한다. 환경호르몬은 지방조직에 농축되는 경우가 많으므로 과량의 지방을 섭취하지 않도록 하는 것이 좋다.

- 가공식품 또는 인스턴트식품의 섭취는 줄인다.
- 수입 식품, 유전자 조작 식품 대신에 우리 농산물, 친환경 식품을 먹는다.

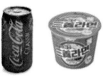

7) 우리나라 전통식품 "장류"

우리나라의 전통 기본 음식은 밥, 국, 김치, 장류이고, 그 중에서 고추장, 간장, 청국장, 된장 등은 콩을 발효시켜 만든 전통식품으로 쌀, 보리에 부족한 아미노산이 많이 들어 있다.

▶된장

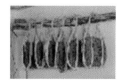

- 식물성 지방의 함량이 많다.
- 무기질, 비타민, 철, 칼슘의 함량이 많다.
- 비만과 고혈압을 예방해 주고 콜레스테롤을 제거해 준다.
- 식물성 단백질 식품으로 머리를 좋게 하고, 공부도 잘 할 수 있게 해 준다.
- 소화를 잘 되게 한다.

▶고추장
- 단백질 분해효소, 전분 분해효소가 있어 소화 흡수가 잘 되게 한다.
- 생선의 비린내 및 풋내를 없애준다.

- 땀이 나도록 하여 노폐물의 배설을 촉진시킨다.
- 속이 울렁거리며 안 좋을 때 편안하게 해 준다.
- 고혈압, 비만 등 성인병 예방에 많은 도움을 준다.

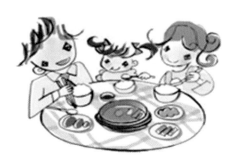

8) 라면이 우리 몸에 왜 나쁠까?

인스턴트식품의 나트륨은 대부분 면발을 매끄럽게 하고 맛을 내기 위해 추가한 첨가물과 스프 등에 함유돼 있다. 라면 1개당 나트륨 함량은 대략 1,717.5mg에서 2,483.6mg으로 평균 2,143.2mg 정도 함유되어 있다.

이는 우리나라 성인의 하루 나트륨 섭취 제한량인 3,450mg의 약 2/3에 해당하는 양으로 미국의 제한량인 2,400mg에 근접하고 영국의 제한량인 1,600mg을 약 1.3배 초과한다.

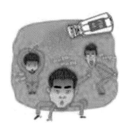

필수 미네랄인 나트륨은 소금의 구성 원소로 염소와 화합하여 짠맛을 제공하고, 체액과 혈액량을 일정하게 조절해서 우리 몸의 적절한 수분 균형을 유지시켜준다. 또한 혈압 및 신경의 흥분을 조절하여 근육의 수축작용과 영양소의 이동 등 중요한 생리적 기능을 수행한다. 이러한 작용을 위해 필요한 나트륨 양은 극히 적어서 1일 나트륨 최소 필요량을 500mg으로 설정하고 있다.

■ 부작용

- 고혈압
- 위축성 위염과 위암
- 칼슘 배설 증가로 인한 골격계 질환

9) GMO란?

DNA를 자르는 것이 가능해지면서 한 종으로부터 유전자를 얻어내어 다른 종에게 삽입하는 방법으로 (예: 물고기의 유전자를 토마토에 삽입) 새롭게 만들어 낸 생명체를 GMO라고 부르며, 이런 방법으로 탄생한 농작물을 유전자 조작 농작물이라고 한다. 현재는 콩과 옥수수에 대해서만 이용하고 있다.

하지만 새로운 유전자가 세포의 DNA 속으로 삽입되어 세포 자체의 엉뚱한 유전자의 발현을 유도할 수도 있어서 그 부근 유전자 집단의 조절을 혼란에 빠뜨릴 가능성도 있으며, 미처 예상치 못한 위험을 초래할 가능성이 매우 높다는 의견이 많다.

GMO는 인류가 그 동안 한 번도 먹어보지 않았던 식품(인간이 먹어본 적이 없는 미생물이나 세균의 유전자가 포함된)이라는 점에서 그 동안 수천년 동안 먹어옴으로써 검증되어 온 다른 식품들과는 달리 근본적인 위험성을 안고 있다고 할 수 있다. 이렇듯 한 유전자가 다른 종에 도입되는 경우 새로운 물질이 생산되므로 독성을 나타내거나 알레르기 반응이 일어날 가능성도 배제할 수 없다.

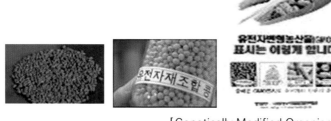

[Genetically Modified Organism]

10) 골다공증을 예방하자!!

골다공증은 뼈의 구성성분인 칼슘이 서서히 소실되면서 구멍이 생겨 가벼운 외상에도 골절이 되는 상태로 뼈가 극도로 약해져 있는 경우를 말한다.

▶골다공증을 예방하는 방법
① 성장기인 청소년기에 충분한 칼슘 섭취와 운동을 한다.
② 폐경 후 여성들은 하루 1,500mg 정도의 칼슘을 섭취한다.
③ 빨리 걷기, 조깅, 테니스 등 근육과 뼈에 힘을 받게 하는 운동을 규칙적으로 한다.

④ 올바르지 못한 자세는 힘을 균등하게 받아야 할 뼈가 계속 한 부위만 압박을 받게되어 변형되므로 올바른 자세를 유지한다.

⑤ 칼슘의 흡수를 돕는 비타민D를 충분히 섭취한다.

⑥ 금연을 한다.

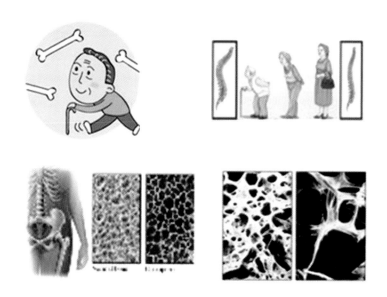

02
당뇨병

1) 당뇨병에 대하여 (1)

당뇨병의 식이요법은 "제때, 골고루, 알맞게 먹자!"

▶당뇨병이란?

췌장에서 분비되는 호르몬인 인슐린의 양이나 기능이 부족한 질환이다. 혈중 포도당을 에너지로 전환시키지 못하여 혈당치가 상승하고 당이 소변으로 배설되는 병이다.

▶당뇨병의 원인
① 유전
② 비만 : 세포 내 당의 이동을 저하시켜 인슐린의 분비를 증가시킴.
③ 스트레스 : 스트레스를 받으면 부신수질호르몬이 분비되어 당내성을 감소시킴.
④ 약물 : 고혈압 치료제, 부신수질호르몬제 등.
⑤ 미량 원소 : 아연Zn은 포도당 축적을 증진시키고, 크롬Cr은 당질 및 지질대사를

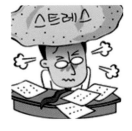

도우므로 결핍 시 당뇨의 원인이
된다.

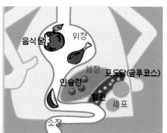

▶당뇨병의 증상

간에서는 당이 과도하게 합성되어
고혈당이 된다. 이 결과 소변으로 당이 배설되며 고혈당에 의한 삼투
압의 증가로 이뇨작용이 초래되고 소변으로 다량의 수분 및 전해질
이 빠져나간다. 따라서 탈수 상태로 인해 전해질-에너지 손실이 야기
되어 갈증, 피로 및 무력감, 공복감이 생긴다.

2) 당뇨병에 대하여 (2)

▶당뇨에 이로운 식품

씨눈 달린 곡식류, 해조류, 과일류, 견과류 등.

▶당뇨에 해로운 식품

인스턴트식품류(모든 가공식품), 동물성 육류지방 식품류, 튀긴 음식
류, 향신료(고추가루, 후추가루 등)

▶당뇨병 합병증

① 시력 장애 또는 실명
② 신경 기능의 퇴화로 근육의 쇠약, 성 불능
③ 혈관과 심혈관계 질환
④ 신장의 이상

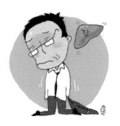

⑤ 간장의 대사 이상

⑥ 감염 위험성 증가

⑦ 당뇨성 혼수 및 저혈당증

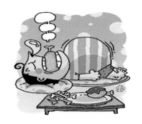

▶당뇨병의 식이요법

① 식사는 규칙적이고 모든 음식을 골고루 섭취한다.

② 설탕, 기름기 많은 음식은 제한한다.

③ 섬유소가 풍부한 식사를 한다.

④ 음식은 되도록 싱겁게 먹는다.

⑤ 체중은 표준체중을 유지하도록
   한다.

정해진 양에 미리

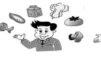

골고루   규칙적인 식사

3) 콜레스테롤이란?

콜레스테롤은 밀랍같이 물에 녹지 않는 지방질(기름)의 일종으로 우리 몸엔 없어서는 안 되는 물질이다. 우리 몸의 간에서 자연적으로 합성되어 만들어지며, 우리가 먹는 동물성 식품을 통해 체내로 흡수된다.

간에서 만들어진 콜레스테롤은 혈관을 통해 우리 몸이 필요로 하는 조직으로 이동하여 세포막을 형성하고, 부신피질호르몬 같은 호르몬을 만든다. 그러나 음식을 통해 섭취하지 않아도 간에서 만들어지는 것만으로도 충분하다.

• 저밀도지단백(LDL) - "나쁜 지방"이라 불리며 다른 물질과 결합하

여 동맥벽에 쌓여 지방 덩어리를 형성하여 동맥경화 및 심장마비를 유발한다.

- 고밀도지단백(HDL) – "좋은 지방"이라 불리며 각 조직에서 쓰고 남은 콜레스테롤을 거두어 다시 간으로 운반하므로 혈관 내의 콜레스테롤을 제거하는 역할을 한다.
- 콜레스테롤이 높은 식품 – 달걀 노른자, 명란젓, 알탕, 곱창, 간, 오징어, 새우, 전복, 꽃게 등.

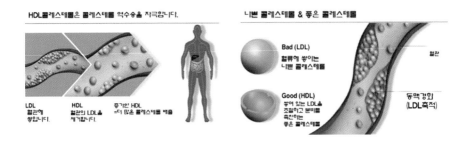

4) 고혈압의 식사요법

과격한 운동을 피하고 가벼운 운동을 선택하여 몸에 무리가 가지 않는 한도에서 규칙적으로 시행하여 효과적으로 혈압을 저하시키는 것이 좋다. 걷기, 조깅, 등산, 수영, 자전거 타기 등의 유산소 운동이 좋으며, 매달리기나 역기와 같이 정지 상태의 운동은 오히려 혈압을 위험 수위까지 상승시키므로 피한다.

① 나트륨 제한. 소금이 아니라 나트륨이 혈압을 높인다. 소금을 많이 먹어서 혈액 내의 나트륨이 높아지면 물을 같이 가지고 있으

려고 한다. 그럼 혈액 내의 부피가 커지
고 혈관은 압력을 더 크게 갖는 것이다.

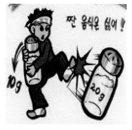

② 동물성 지방이나 당분의 섭취를 제한하
고 단백질은 두류와 종자류로 섭취한다.

③ 칼륨 섭취. 칼륨은 감염효과를 증대, 이
뇨제의 보조역할을 하여 혈압을 저하시킨다. 칼륨 함량이 많지만
나트륨 함량이 적은 콩류, 감자, 채소류 등의 식품을 섭취한다.

④ 신선한 채소, 과일을 충분히 섭취하라. 섬유소는 내 몸의 피 속
에 있는 콜레스테롤을 낮추는 효과와 체중조절에 도움이 된다.

⑤ 패스트푸드, 케이크는 제한한다. 이 식품은 트랜스지방 함량이
많아 동맥경화를 4~10배 정도 증가시킨다.

⑥ 흰쌀밥, 흰밀가루, 흰설탕 제한.

⑦ 과식, 음주, 흡연, 카페인을 삼간다.

5) 알아두면 좋은 식품 상식(1)

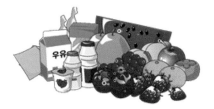

당근 : 비타민A가 풍부하여 피로나 눈에 좋고 혈압을 내려준다.

연근 : 연근에는 철과 탄닌이 들어 있어 빈혈에도 좋다. 특히 연뿌
리에는 비타민C가 풍부해 100g만 먹어도 하루 필요한 비타민C를 모
두 섭취할 수 있다. 또한 강장작용이 있어 술, 담배를 하는 성인에게
는 더할 나위 없이 좋다.

고구마 : 칼륨이 들어 있어 염분을 배출해 주고 칼슘, 마그네슘도

많이 들어 있어 혈압을 낮춰준다.

시금치 : 시금치에 들어 있는 칼슘은 지방의 체내 흡수를 감소시켜 고혈압 예방에 좋으며, 성장기 어린이의 발육과 성장에 좋다.

녹차 : 녹차에 함유된 식이섬유가 다이옥신을 흡착해 변으로 배설시킨다. 녹차에 함유된 식이섬유와 엽록소를 그대로 섭취하려면 녹차의 어린 찻잎을 미세하게 간 가루녹차를 섭취하는 것이 좋다.

조개, 살코기 : 중금속을 해독하는데 아주 중요한 역할을 하는 성분 중 하나다. 조개나 살코기에 바로 아연이 풍부하다. 또한 아연은 체내에 쌓인 납을 배출하는데 효과가 있다.

닭고기 : 비타민A 함량이 다른 육류보다 월등히 높아서 눈이 쉽게 피로하고 시력이 약한 아이에게 좋다. 다른 육류에 비해 칼로리가 낮다.

콩 : 콩의 레시틴은 노화를 방지하며 뇌를 건강하게 하고, 사포닌 성분은 비만체질을 개선시킨다. 또한 품질이 우수한 단백질과 지방질이 체내에서 콜레스테롤 강하작용을 한다.

6) 알아두면 좋은 식품 상식(2)

토마토 : 갈증을 멎게 하고 위를 튼튼히 하고 소화를 촉진시키며, 몸 안에서 진액을 생성시키고 간의 기능을 도와주며 전신의 열을 내

리고 해독 효과가 있다.

복숭아 : 따뜻한 성질을 지녀 속이 냉하고 배가 아프며 설사가 잦은 아이에게 좋으며, 폐가 약한 아이들에게 약이 된다. 특히 복숭아씨를 도인(桃仁)이라 하여 한방에서는 가래를 삭일 때나 천식이나 기침 등을 다스릴 때 쓴다.

배, 도라지, 은행 : 기관지 질병을 완화시킨다.

감, 곶감 : 폐를 윤택하게 하고, 위장을 튼튼히 만들어 대변이 굳어지고 피부에 윤기가 돌게 하며, 만성기침과 설사에 좋다. 곶감에 붙은 하얀 가루는 몸 안의 열을 내려주며 가래를 삭이는 효과가 있다.

송이버섯 : 몸에 열이 많은 사람에게 좋고, 열량이 적어 비만증에도 좋다. 특히 소화기능을 돕고 혈액순환을 촉진시킨다. 또한 콜레스테롤 수치를 떨어뜨리고 동맥경화, 심장병, 당뇨병, 고지혈증 등에도 효과가 있다.

표고버섯 : 표고버섯에 들어 있는 레티닌은 강력한 항암물질로 면역체계를 활성화하여 암뿐만 아니라 감기 같은 바이러스 질병과 고혈압, 당뇨에도 효과가 있다. 또한 각종 무기질과 비타민이 풍부하며 섬유소가 위와 소장의 소화를 도와 비만증, 당뇨병, 심장병, 간장 질환에 좋다. 햇볕에 말린 표고버섯은 생표고버섯보다 2배 정도 영양이 많다.

[내가 먹는 음식의 열량을 아세요?]

식품명	목측량	중량(g)	열량(kcal)
쌀밥	1공기	210	306
식빵	1장	33	98
우유	1팩	200	120
요플레	1개	110	113
치즈	1장	20	71
피자	1조각(대 1/8쪽)	175	411
떡볶이	작은 1접시	100	110
돼지갈비구이	작은 1접시(약 3토막)	100	222
계란말이	4개(2×4cm)	50	96
고등어구이	"	"	106
생크림케이크	1조각(1/8개)	175	427
콜라	1캔	250	100
오렌지주스(무가당)	1병	200	100
새우깡	1봉	85	445
초코파이	1개	38	160
에이스	낱개 5개	20	90
웨하스	낱개 2개	10	47
포테이토칩	1봉	80	370
초콜릿	1포장	20	109
쌀로별	1봉	80	425

[100kcal를 소비하려면?]

운동종류	시간	운동종류	시간	운동종류	시간
피아노 치기	96분	축구	19분	등산	21분
계단오르기(2단씩)	15분	계단오르기(1단씩)	21분	공받기	43분
테니스	21분	배드민턴	21분	농구	19분
럭비	19분	피구	49분	수영	17분
제자리높이뛰기	17분	맨손체조	15분	윗몸일으키기	15분
앉았다허리펴기	15분	산책	49분	제자리 뛰기	12분
탁구	25분	나무심기	51분	무용(가볍게)	38분
제기차기	34분	자전거(기구)	42분	줄넘기	17분
스케이트	19분	야구	43분	토끼뜀	12분
뒷꿈치 들기	15분	주먹쥐었다펴기	120분	배구	49분
훌라후프	26분	달리기	12분	팔굽혀 펴기	15분
빨래	47분	방망이휘두르기	43분	턱걸이	15분
자전거 타기	38분	빨리걷기	34분	독서하기	60분

7) 생활 속 다이어트 10계명

① 다이어트 중에는 식사모임에 참석하지 않는다. 6~7명이 함께
　먹는 경우 식사량이 평소보다 76% 늘어난다는 연구결과도 있다
② 아침식사를 반드시 한다. 아침식사를 하는 사람은 신진대사가
　5~6% 정도 왕성하다.
③ 음식을 먹기 전에 냄새부터 맡는다. 그러면 먹기도 전에 음식을
　먹은 것처럼 뇌를 속일 수 있다.

④ 음식을 완전히 씹은 다음 음식에 젓가락을 갖다 댄다.

⑤ 남은 음식은 계속해서 먹지 못하도록 냉동실에 넣어둔다

⑥ 전화는 서서 걸거나 받는다. 1분마다 2칼로리가 더 소모된다.

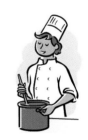

⑦ 자주 서서 왔다갔다 한다. 끊임없이 움직이는 사람은 그러지 않는 사람보다 수백 칼로리를 더 소모한다.

⑧ 많이 웃는다. 웃을 때 소비되는 칼로리도 무시할 수 없다.

⑨ TV를 보거나 독서를 할 때 반드시 바른 자세로 앉는다. 누워있는 것보다 에너지를 10% 정도 더 소비할 수 있다.

⑩ 식사 후 즉시 이를 닦는다. 그러면 귀찮아서라도 간식을 먹지 않게 된다.

8) 식용유의 종류와 용도

(1) 올리브기름(무침용)

비타민E와 폴리페놀이 함유되어 있어 노화를 방지하며, 콜레스테롤 생성 억제 효과도 있다.

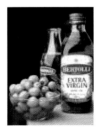

올리브기름은 크게 엑스트라버진(extra virgin)과 퓨어(pure) 또는 라이트(light)로 구분하는데 열을 가하지 않고 올리브 열매를 압착해 생산하는 엑스트라버진은 샐러드 드레싱, 마요네즈 등에 사용하거나 버터 대신 빵에 찍어 먹어도 맛있다. 발

열점이 낮아 가열조리에는 적합하지 않다.

라이트(퓨어) 올리브기름은 열매에 열을 가해 추출한 후 정제한 것으로 발연점이 상대적으로 높아(섭씨 190도) 구이, 볶음요리 등에 쓸 수 있다.

(2) 콩기름, 옥수수기름(부침, 볶음, 튀김용)

필수지방산인 리놀산과 리놀렌산이 다량 함유되어 있고 발열점이 높아(섭씨 220도) 특히 튀김용으로 좋다. 산 성분이 적기 때문에 변질될 우려가 낮아 오랫동안 보관해야 하는 요리에도 적합하다.

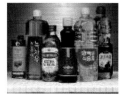

옥수수기름은 샐러드 드레싱, 마요네즈 등에도 사용되며 마가린의 원료이기도 하다.

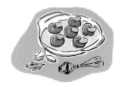

(3) 트랜스 지방(쇼트닝, 마가린)

가공식품에 많이 들어 있는 트랜스지방은 인위적으로 만들어 내는 가공유지에 들어 있으므로 개인의 간식 섭취를 조절하므로써 쉽게 섭취량을 줄일 수 있다.

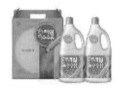

트랜스지방은 불포화지방이 들어가야 할 자리에 대신 들어가 세포막의 물질 이동을 방해하는 등의 나쁜 영향을 미치게 되니 섭취량을 최소화하는 것이 최선이다.

9) 어린이 시력 저하 요인 및 관리법은?

(1) 시력 저하 현상
① 보기 어려운 듯하며, 자주 눈을 비빈다.
② 집중력이나 침착성을 잃는다.
③ 빈번히 두통을 호소한다.
④ 자주 넘어진다.
⑤ 눈물을 자주 흘린다.
⑥ 머리를 한쪽 방향으로 기울여 물체를 본다.

(2) 올바른 식사법
① 칼륨이 들어 있는 음식은 부드러운 눈의 조직을 보호하는 작용을 한다. 사과, 바나나, 꿀 등에 많다.
② 칼슘은 눈을 지나치게 자주 깜박인다거나, 물기가 많은 경우, 색소층의 염증, 결막염 등을 없애는데 효과적인 역할을 한다. 자연 치즈, 달걀, 생선 등에 많다.
③ 결명자차, 감잎차, 구기자차, 산딸기차는 눈에 좋다.

(3) 눈에 해로운 음식
설탕, 정제된 밀가루, 화학보존제가 첨가된 식품, 커피, 홍차, 사탕, 아이스크림, 콜라 등 단 음식을 섭취한 다음 날 아침에 눈을 살펴보면 설탕이 시신경으로부터 비타민 복합제를 지나치게 많이 빼앗아 간 것을 알 수 있다.

03
음식 궁합

(1) 미역 vs 파

미역국을 끓일 때 파를 넣으면 미끈거리는 성분 때문에 미역 고유의 상큼하고 구수한 맛을 느낄 수 없다. 파는 인과 유황의 함량이 높아 미역국에 파를 넣으면 미역 속에 들어 있는 칼슘의 흡수를 방해한다.

(2) 소고기 vs 버터

쇠고기는 기름이 적당히 섞여 있는 것이 연하고 맛도 좋은데, 이 기름 속에는 성인병의 주범으로 알려진 콜레스테롤이 들어 있어 문제가 된다. 콜레스테롤은 섬유질이 풍부한 채소를 많이 먹으면 어느 정도는 체내로 흡수되는 것을 막을 수 있다. 스테이크를 구울 때 버터는 피하는 것이 좋다.

(3) 김 vs 기름

김에는 비타민이 풍부해서 김 한 장에 달걀 2개 분량에 해당하는 비타민A가 있고 B1, B2, C, D 등도 들어 있다. 지방은 적은 편이지만 칼륨, 철, 인 등 무기질이 풍부한 알칼리성 식품이다.

김을 구울 때 기름을 바르는데, 기름을 바르지 않고 굽는 것보다 색깔도 좋고 맛과 영양의 균형이 향상된다. 그러나 아무리 신선한 기름을 사용했더라도 유통 중 공기와 햇빛으로 산화가 되어 유해성분이 생기기 쉽다.

(4) 치즈 vs 콩

치즈 속 칼슘은 성장기 아이들과 임산부나 회복기 환자들에게 좋고, 콩 속의 인산은 심장병이나 동맥경화, 고혈압 같은 성인병 예방에 효과적이다. 그러나 치즈와 콩을 함께 섭취하면 서로 합쳐져서 인산칼슘이 만들어져 결국 배설돼 버린다.

(5) 게 요리 vs 감

게는 고단백 식품이지만 식중독균이 매우 잘 번식하는 단점이 있다. 그리고 감은 수렴작용을 하는 타닌 성분이 있어 소화불량을 수반하므로, 함께 먹으면 식중독의 피해를 입을 수 있다.

(6) 선짓국과 홍차

선지는 고단백에 철분이 많아 빈혈에 특효를 가진 식품이다. 그러나 선지나 순대를 먹고 홍차나 녹차를 마시게 되면 철분의 이용도가 반감된다. 바로 탄닌산철이 만들어지기 때문이다.

1) 친환경 등급 마크

채소, 과일 매장에는 친환경농산물 인증마크가 있다. 유기합성농약과 화학비료를 3년간 일절 사용하지 않은 농산물에는 '유기농산물마크'가 붙고, 1년간 사용하지 않은 농산물에는 '전환기유기농산

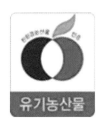

물마크'가 붙는다.

'무농약농산물마크'는 유기합성농약은 쓰지 않 았지만 화학비료는 권장 사용량의 3분의 1이하를 쓴 농산물이다. 그리고 '저농약농산물마크'는 농약 잔류량이 허용기준의 절반 이하로 나타난 농산물 이다.

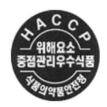

주부들이 가장 어려워하는 마크가 'HACCP'이 데 'Hzard Analysis Critical Control Points'의 머리글자를 딴 것으로서 간단히 말해 식품의 제 조, 유통의 전 과정에서 일어날 수 있는 위험요소 를 예방하는 시스템을 갖췄을 때 달아주는 마크이 다. 좀 비싸도 몸에 좋다는 생각으로 무조건 구입

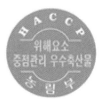

할 게 아니라 인증마크를 꼼꼼히 살피고, 또 유기농 원료 함량이 제대 로 표시되어 있는지 등을 유심히 살펴야 한다.

2) 패스트푸드의 문제점

(1) 활성산소의 과잉섭취

패스트푸드는 거의 모든 음식이 기름에 튀기거나 볶아 지방이 산소 와 접하게 되면 주변의 지방을 점점 과산화지질로 바꾸어 버리는데, 과산화지질에 의해 활성산소가 증가하면 성 인병 및 만성 퇴행성, 대사성 질환이 증가하 게 된다.

(2) 칼슘 부족

패스트푸드를 먹을 때 청량음료를 마시는데, 청량음료의 첨가물로 들어가는 인산염은 체내에 칼슘과 결합해서 몸에서 칼슘을 배출하게 만든다. 따라서 골다공증, 골절 증가 등의 위험성이 높다.

(3) 암 발생 위험

햄, 핫도그, 소시지, 베이컨 등에 들어 있는 아질산나트륨이 위 속에서 나트로소아민으로 되어 암 발병률이 높아진다.

(4) 몸에 유해한 각종 식품 첨가물

입에 감칠맛이 나게 하고, 보기에 좋게 하고, 보관할 때 변질을 막기 위해서 인스턴트식품에는 각종 첨가물이 많이 들어간다. 청량음료와 어육 가공식품 등에 단맛을 내기 위해 사용되는 사카린나트륨, 각종 식품의 보존제로 사용되는 소르비산, 치즈와 버터의 보존제로 사용되는 데비드로 초산 등이 사용된다.

(5) 환경호르몬 검출

식약청은 패스트푸드의 환경호르몬 검출결과를 공개한 '소비자 문제를 연구하는 시민의 모임(소시모)'으로부터 관련 자료를 받아 분석한 다음 국제보건기구(WHO)의 가이드라인을 수용, 식품에 함유된 환경호르몬 물질 유해량을 설정할 것을 검토하고 있다.

(6) 고지방에 부족한 섬유소

패스트푸드는 변을 만들어 내는 섬유소가 매우 적고, 대부분 장에서 흡수되는 단백질이나

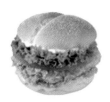

지방이 높아 배변 느낌이 드는 양이 될 때까지 장내에 변이 오래 머물다 보면 변이 딱딱해지면서 변비를 유발하게 된다.

3) 음식 궁합

① 돼지고기와 표고버섯(혈압조절) - 돼지고기의 콜레스테롤이 체내에 흡수되는 것을 버섯의 섬유질이 억제시키며, 돼지고기의 누린내를 제거한다.
② 쇠고기와 들깻잎(항암효과) - 부족한 영양소를 서로 보충한다.
③ 닭고기와 인(스트레스 해소) - 더위로 지친 몸에 필요한 영양을 보충한다.
④ 고기와 파인애플(스트레스 해소) - 파인애플이 고기를 연하게 해주고 소화를 촉진시킨다.
⑤ 미역과 두부(다이어트 식품) - 두부를 많이 섭취하면 몸속에서 요오드 성분이 빠져나갈 수 있는데 미역이 두부의 약점을 보완해 준다.
⑥ 굴과 레몬(허약체질 개선) - 철분의 흡수 이용률이 높아진다.
⑦ 아욱과 새우(신장을 튼튼하게 한다) - 아욱에 부족한 단백질과 필수

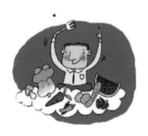 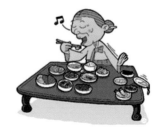

아미노산을 새우가 보충해준다.

⑧ 감자와 치즈 (숙취 예방) – 완벽한 영양식품이다.

⑨ 당근과 식용유 (아토피성 피부염 치료) – 당근은 식용유로 조리하면 날로 먹는 것보다 영양이 보존된다.

⑩ 찹쌀과 대추 (활력강화) – 대추가 섬유소 함량이 부족한 찹쌀의 결점을 보완.

4) 운동을 왜 해야 할까

(1) 운동의 필요성

-운동이 부족하면 기초대사량이 감소하여 남는 에너지가 지방으로 변해 살이 찐다.

-운동부족이 되면 인슐린 분비가 왕성해지고, 이에 따라 식욕도 늘고 지방세포는 계속 커진다.

-운동이 부족하면 지방을 만드는 효소작용이 활발해진다.

-운동이 부족하면 근육조직이 감소되어 체력이 떨어진다.

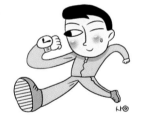

(2) 운동의 장점

-혈액 중에 HDL 콜레스테롤이 증가하여 혈관벽에 붙어 있는 콜레스테롤을 간으로 운반하여 배설시키는 작용을 하여 동맥경화를 예방한다.

-근육이나 뼈가 발달하여 체력이 증가한다.

-생활리듬이 규칙적이 되고 숙면을 취
  하게 된다.
-운동을 계속하면 추위나 더위를 이겨
  낸다.
-매일 운동을 하면 자세가 바르게 된다.

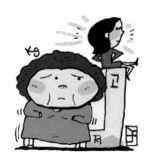

(3) 운동할 때의 기본원칙 및 주의 사항

-운동 전후 준비운동과 정리운동을 실시하여 몸에 무리가 없도록
  한다.
-운동시간은 한 번에 15분 이상(30분에서 60분 정도로 하고) 일주일에
  3~5일 정도는 해야 하며 3개월 이상 지속적으로 해야 효과를 볼
  수 있다.
-식사 후 1시간 내에 운동을 하는 것은 기관을 해롭게 하므로 식후
  1시간이 지난 후 한다.
-자신의 신체 능력에 맞는 운동을 스스로 선택하여 즐겁게 해야 하
  며, 천천히 지속적으로 한다.
-운동 시작 후 6주에서 8주 동안은 체지방은 감소되어도 체중은
  별로 감소되지 않는다. 그러나 몸의 컨디션이 좋아지고 체력이 증
  가하는 시기이므로 포기하지 말고 계속 노력한다.
-짧은 시간에 체중을 감량하고자 무리한
  운동을 시도하는 것은 위험하며 운동 후
  에는 목욕이나 샤워를 하여 피로를 풀어
  주는 것이 좋다.

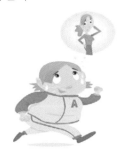

5) 절기음식

◇식약동원(食藥同源) : 우리 몸의 질병은 반드시 바른 먹거리로 치료
된다는 의미다.

절기	날짜(음력)	음식	의미
설날	1월 1일	떡국, 강정류	새해를 맞이한 첫날
정월대보름	1월 15일	오곡밥,9가지나물,복쌈	달이 가득 찬 날
중화절-노비일	2월 1일	¬편	농사 시작 일 (노비에게 ¬편을 내려 위로함)
중삼절-삼짇날	3월 3일	탕평채, 진달래화전	봄이 시작되는 날 (강남 간 제비가 돌아오는 날)
단오절	5월 5일	수리취떡, 제호탕	농경의 풍작을 기원하는 제삿날
유두절식	6월 15일	떡수단, 편수	흐르는 물에 머리를 감아 재앙을 막는 날
삼복(초중말)	7~8월 중	개장국, 칼국수	여름 한더위 중 가장 더운 날
칠월칠석	7월 7일	밀전병, 개피떡	견우와 직녀 두 별이 일 년에 한 번씩 만나는 날
한가위	8월 15일	햇과일, 토란탕, ¬편	한 해 농사의 결실을 준 조상님께 감사드리는 날
중량절(중구)	9월 9일	국화전, 메밀만두	삼짇날 온 제비가 강남으로 떠나는 날
상달	10월중 牛일	팥시루떡, 신선로	시루떡으로 말이 잘 크고 무병하길 빌어주는 날
동지	12월22일(양)	팥죽, 제육	밤이 가장 긴 날 (팥죽으로 병과 귀신을 쫓음)
대회일(제야)	12월 30일	잡과병, 비빔밥	한 해를 보내는 마지막 날

6) 식중독의 종류 (1)

인체에 유해한 병원성균이 음식물에 오염되어 세균이 증식되었거나 부패, 변질된 음식물을 섭취한 후 단시간 내에 구토, 설사, 복통, 발열 등을 일으키는 질병을 말한다.

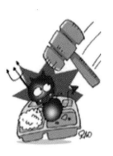

주요 원인균	살모넬라균 (salmonella spp.)	장염 비브리오균 (Vibrio parahaemolyticus)
세균 형상		
잠복 시간	5시간 ~ 72시간 (평균 12시간)	10시간 ~ 24시간 (짧은 경우에는 2, 3시간)
주요 증상	복통, 설사, 권태감, 발열(38℃ ~ 40℃)	격렬한 복통, 구토, 설사
원인 식품	쇠고기, 간, 식육조리품(닭고기), 뱀장어, 쥐, 날달걀, 회 등	어패류의 회, 초밥이 대표적이며 그 밖의 어패류에서 2차 오염된 채소겉절이 등
예방법	1. 식육, 계란 등을 다룬 손이나 조리기구는 충분히 세척하고 소독한다. 2. 식육이나 달걀 등의 식품은 충분히 가열한다. 3. 쥐, 바퀴, 파리 등을 구제한다.	1. 어패류는 수돗물로 잘 씻어 균을 씻어 낸다. 2. 여름철에 어패류의 생식은 충분히 주의를 하고, 얼마 안되는 시간이라도 냉장고에 4℃ 이하로 보관한다. (장염비브리오는 저온에서는 증식하지 못 한다.)

7) 식중독의 종류 (2)

주요 원인균	보툴리누스균 (Clostridium botulinum)	황색 포도상구균 (Staphylococcus aureus)
세균 형상		
잠복 시간	8시간 ~ 36시간	1시간 ~ 5시간(평균 약 3시간) 다른 식중독에 비해서 잠복 시간이 짧은 것이 특징
주요 증상	구역질, 구토나 시력 장애, 언어 장애, 삼키기 곤란 등의 신경 증상이 나타나는 것이 특징이고, 중증인 경우에 호흡 마비에 의해서 사망한다.	심한 구토, 복통, 설사 발열은 드물다.
원인 식품	통조림, 병조림, 집에서 만든 젓갈 등의 보존 식품	주먹밥, 도시락, 샌드위치, 슈크림 (주로 손을 통해서)
예방법	1. 진공팩이나 통조림이 팽창되어 　있거나, 식품에서 이상한 냄새가 날 　때는 먹지 않는다. 2. 보툴리누스균은 열에 강한 　아포(포자)를 만들어내기 때문에 　120℃에서 4분(혹은 100℃에서 　6시간) 이상 가열을 하지 않으면 　완전히 사멸되지 않는다. 3. 가열 살균(통조림, 병조림을 　제외하고)표시가 없는 식품은 보존 　방법을 확인하고, 적절한 표시기준 　제품은 유통기한 내에 먹도록 한다.	1. 손가락의 세정, 소독을 충분히 한다. 2. 손가락에 베인 상처나 화농이 있는 　사람은 식품을 직접 만지거나 조리를 　하지 않는다. 3. 주먹밥을 만들 때에는 일회용 장갑을 　사용한다.

▶건강을 위해 소금 섭취를 하루 10g으로 줄입시다!!

소금의 과잉섭취는 고혈압을 비롯한 순환계 질환의 주요 원인이 된다. 젓갈류, 햄, 소시지, 스낵류, 치즈, 마가린, 케첩 등은 소금이 많은 음식이다.

- 한국인 평균 하루 소금 섭취량 : 20g
- 세계 보건기구(WHO) 권장량 : 10g 이하
- 생리적 하루 필요 소금량 : 5g

식품명	중량	눈어림치
소금	1	1/3 작은술
진간장	5	1 작은술
우스터소스	10	2 작은술
된장	10	1/2 큰술
고추장	10	1/2 큰술
마요네즈	40	3 큰술
토마토케첩	30	2 큰술
버터, 마가린	30	2 큰술

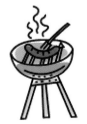 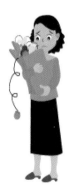

제14장

질병

01
질병(disease)

(1) 질병이란

유기체의 신체적 기능이 비정상적으로 된 상태를 일컫는다. 넓은 의미에서는 극도의 고통을 비롯해 스트레스, 사회적인 문제, 신체기관의 기능 장애와 죽음까지를 포괄한다.

물론 질병이란 꼭 개인에 한정되는 것이 아니어서 사회적으로 큰 맥락에서 이해되기도 한다. 더 넓게는 사고나 장애, 증후군, 감염, 행동장애 등을 모두 나타낼 수 있다. 질병의 종류에는 약 30,000가지 정도가 있다고 한다.

질병(disease)은 생물학적 차원의 개념으로 병리학 혹은 생리학의 관점에서 생체 내의 구조적, 기능적 변화가 의학적으로 정의될 수 있는 상태를 의미한다.

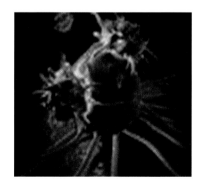

질환(illness)은 개인적, 사회심리적 차원의 개념으로 환자의 개인적인 질병 경험을 의미하는데, 몇 개의 서로 다른 질병들이 동일한 질환을 야기할 수도 있고, 하나의 질병이 여러 개의 질환을 야기할 수도 있다. 병(sickness)은 질병을 가진 개인이 나타내는 사회적 기능 이상으로 정의된다.

(2) 소화기 질환
•구강 및 식도 : 식도역류증, 삼킴 곤란(연하 곤란) 식도염
•위장 : 위염, 위암, 소화성궤양
•장 : 만성궤양성 대장, 크론병, 과민성 대장 증후군, 변비, 게실염, 실리악 스푸루
•간 : 간염, 간경변
•담낭 및 췌장 : 담석증, 담낭염, 췌장염

(3) 호흡기, 실방혈관 질환
•호흡기 질환 : 감기, 폐렴, 천식, 만성폐쇄성 폐질환, 폐암, 기관지염, 심장혈관 질환
•심장 질환 : 부정맥, 심부전, 심근경색증, 심근병증
•혈관 질환 : 뇌졸중, 뇌경색, 뇌출혈, 고지혈증, 동맥경화, 고혈압

(4) 신장, 내분비 질환
•신장 질환 : 신증후군, 사구체 신염, 신부전, 신결석, 요도감염
•내분비 질환 : 당뇨병, 갑상선 기능 항진증, 갑상선 기능 저하증, 갑상선 결절, 갑상선 암

(5) 면역 질환(disease)

알레르기성, 류마티스성.

(6) 혈액, 골, 기생충, 열대성 전염병

• 혈액 질환 : 빈혈, 백혈병
• 골 질환 : 골다공증, 골연화증, 구루병
• 전염병 : 법정전염병, 체외 기생충에 의한 전염병, 세균성 전염병, 바이러스성 전염병, 리케치아에 의한 전염병, 프리온병
• 체내 기생충에 의한 전염병 : 회충, 요충, 편충, 흡충, 폐 흡충
• 열대성 전염병 : 콜레라, 장티푸스, 학질 = 말라리아, 이질, 강변실 명증

(7) 기타 전염병

감기, 폐렴, 결핵, AIDS, 흑사병, 프리온병. 광우병의 정식 명칭은 프리온병이다. 가을철 전염병은 한탄바이러스, 쯔쯔가무시, 렙토스피라증, 여행자 설사 등이 있다.

(8) 유전병(disease)

• 유전병 : 비교적 흔한 유전병, 골연골이형성증, 백색증, 디조지 증후군, 안젤만 증후군, 카나반 병, 셀리악병, 샤르코마리투스병, 색맹, 묘성증후군, 낭포성 섬유종,
• 다운증후군 : 골격 기형병, 센형 근위축증, 혈색소 침착증, 혈우병, 클라인펠터 증후군, 신경섬유종증, 다낭성 신종, 프래더윌리 증후군, 겸상 적혈구 빈혈증, 테이-삭스병
• 터너증후군 : 성장 부진병

(9) 선천성 대사 장애

페닐케톤뇨증(Phenylketonuria), 단풍당뇨증, 호모시스틴뇨증, 갈락토스 혈증, 유당 불내증, 통풍, 윌슨씨 병

(10) 질병(disease)

- 성병 : 매독(Syphilis), 임질(Gonorrhea), 성기 헤르페스(Herpes), 클라미디아감염증(Chlamydia infection)
- 에이즈 : 성행위로 감염되는 병이므로 성병이기는 하나, 성병 외의 행위로도 감염된다.
- 비임균성 요도염 : 임질이 아니면서 임질과 비슷한 증상을 보인다.
- 사면발이 : 체외 기생충에 의한 병.
- 옴 : 매우 가렵다. 감염된 사람과 침구를 같이 해도 걸릴수 있다.

(11) 정신과 질환

- 신경증 : 사고는 정상인 정신 질환으로 신체화장애과환기 증후군, 전환 장애.
- 정신증 : 사고(생각)의 왜곡이 있는 정신 질환으로 조현병, 조울증.

(12) 암 종류

급성 림프모구 백혈병	위암	전립선암
급성 골수성 백혈병	심장암	피부암
AIDS 관련 암	간세포암	고환암
방광암	호지킨 림프종	갑상선암
유방암	후두암	요도암
선종(종양)	백혈병	자궁암
암종	급성 림프모구 백혈병	뇌암
원발성 중추신경계 림프종	폐암	직장암
교종(의학)	림프종	간암
자궁경부암	흑색종	원발성 간암
만성 림프모구 백혈병	중피종	
만성 골수성 백혈병	구강암	
대장암	골수이형성증후군	
식도암	난소암	
망막모세포종	췌장암	
쓸개암	음경암	
	크롬친화세포종	
	뇌하수체 샘종	

(13) 기타 질병

B형 간염(HepatitisB): 황달	당뇨병
동맥경화	동맥경화
심장질환	신장병
탈장(Hernia)	중풍
치질	기억상실증
천연두	알츠하이머병
빈혈	꾀병
낫세포 빈혈증	비만증
소아마비	림프종
알레르기	흑색종
천식	중피종
만성 골수성 백혈병	구강암
대장암	골수이형성증후군
식도암	난소암
망막모세포종	췌장암

02
면역

1) 면역(immunity)

질병을 면한다. 외부로부터 생체 내로 이물질이 침입했을 때 그것에 반응하는 항체(단백질)를 만들어 임파구(백혈구)를 증식시켜 병균을 퇴치시키고 다음 이물질이 체내로 침입해 올 때 이미 만들어진 항체 및 증식된 임파구에 의해 즉시 그 이물질을 처치해버려 질병이 발생하지 않도록 방어하는 신체의 구조적 및 기능적인 면을 말한다.

감염이나 질병으로부터 보호받는다는 것으로 외부로부터 병원체의 침입이나 병원작용 또는 항원물질의 독작용에 대한 방어상태를 말한다.

면역반응 : 인체 내에 침입한 병원미생물이나 이물질에 대한 생체방어기전으로 인체의 저항력 또는 인체의 특이성 반응 또는 면역세포와 항원 사이에 일어나는 특이 반응 현상이다. 면역은 림프구, 대식세포, 가슴샘, 림프조직, 지라, 보체계 등으로 이루어진다.

2) 항원과 항체

(1) 항원antigen(Ag)

인체 내에 침입하여 면역반응을 일으킬 수 있는 이물질이다.

성분 : 단백질, 다당류, 당단백질, 당지질

분류 : ① 내인성 항원

　　　　동종항원- 수혈반응, 이식거부반응

　　　　자가항원- 자가면역질환

　　　　② 외인성 항원- 먼지, 꽃가루, 식품, 약물, 화학물질 등으로

　　　　　인한 과민반응

(2) 항체antibody(Ab)

인체에 침입한 항원에 대하여 형질세포가 만드는 당단백질로 항원과 결합하는 부위를 갖는다.

성분 : 혈장 단백질인 감마글로불린, 면역글로불린(immunoglo -bulin, Ig)

기능 : 항원과 결합하여 항원항체 복합체를 형성한 후 항원을 변성시키고 대사하기 쉽도록 하는 등의 활동을 한다.

① 항체 구조

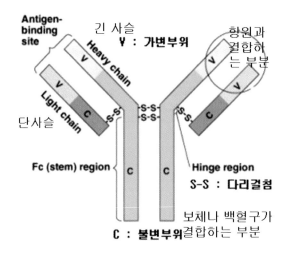

2쌍의 폴리펩티드 사슬로 구성된 단백질 분자이다.

가변 부위 : 항원과 결합, 항체마다 다름 → 특정 항원에만 반응

불변 부위 : 보체, 세포와 결합. 각 항체의 유형마다 같다.

② 항원과 항체의 관계

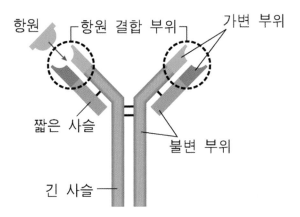

③ 항원과 항체는 일대일로 반응

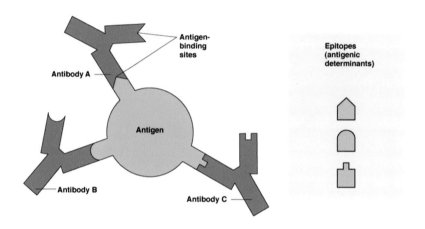

3) 방어작용

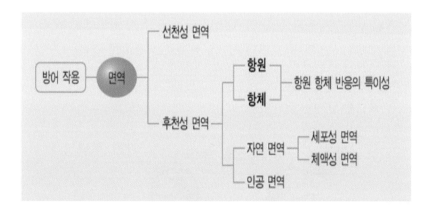

■ 면역글로불린(immunoglobulin) : 항체

'항체'란 항원의 자극에 의해 몸 안에서 만들어지고, 그 항원과 결합하여 항원을 비활성화시키는 면역 관련 단백질이다. 즉 항체로 작용하는 면역글로불린(immunoglobulin: Ig)을 말한다.

항체는 여러 가지 기술자격증을 가지고 있다.

바이러스가 들어오면 항체는 바이러스와 먼저 결합하여, 바이러스가 세포와 결합하는 것을 방어한다. 바이러스는 세포 안으로 침입하여 증식하는 성질을 가진 미생물이기 때문에 세포와 결합하지 않으면 사멸해버린다.

중화항체 : 세균이 방출하는 독소에 의해서도 항체가 생산되는데 독소는 항체가 결합하는 것에 의해 독성을 나타내는 부분이 활성을 잃게 된다. 이로 인하여 우리 몸은 면역력을 갖게 된다.

4) 바이러스의 구조

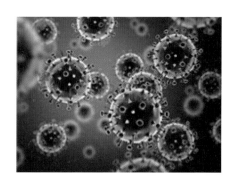
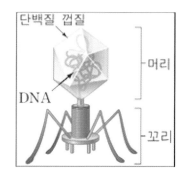

(1) 바이러스 침입을 저해하는 항체

바이러스 표면의 특정 물질에 항체가 결합하면 바이러스가 세포와 결합할 수가 없어 감염을 일으키지 못한다.

백혈구는 세균을 붙잡아 자기 자신에게로 끌어들여 살균물질을 작용시켜 퇴치한 뒤 효소로 처리해버린다. 백혈구는 세균을 먹어 소화시켜 버린다. 이를 식작용이라고 한다.

세균에 항체가 결합하면 백혈구는 항체를 중개하여 세균을 붙잡는다. 백혈구의 표면에는 항체의 밑부분을 잡을 수 있는 수용체가 있기 때문이다.

(2) 항체의 밑부분을 잡을 수 있는 수용체

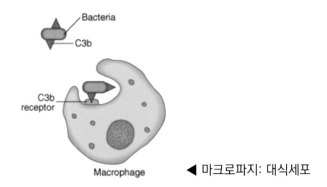

◀ 마크로파지: 대식세포

(3) 보체(complement)에 의한 세균 파괴

보체(complement system)는 생물의 병원체를 제거하기 위해 면역작용과 식균작용의 기능을 보완하는 물질이다. 자연면역으로 부르는 면역계의 일부다.

① 세균에 항체가 결합하면 항체분자의 구조가 변한다.

② 항체에 보체가 부착하여 보체의 활성화가 일어난다.

③ 보체와 단백질 그룹이 연쇄반응을 일으켜 세포막에 구멍을 내어 버린다.

(4) 생체는 항원의 스타일에 맞는 항체를 준비하고 있다

약 1억 개의 항원과 대응할 수 있도록 우리 몸에는 항체를 제조할

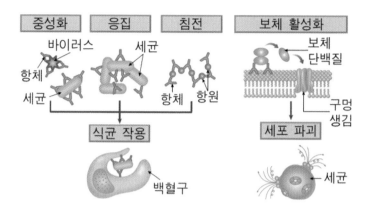

수 있다. 항체의 제조기 역할을 하는 세포는 B세포라고 불리는 '임파구'이다. B세포는 세포분열에 의해 복제물을 제조하여 세포의 집단을 만든다(클론).

왜 미리 항체를 만들어 놓는 것일까? 이는 자신의 신체 성분에 대한 항체를 만들지 않기 위해서이다.

(5) 항체는 모양에 따라 그 종류가 구분된다

항체라고 불리는 단백질에도 여러 가지 종류가 있다. 혈액 중의 단백질에는 알부민과 글로불린이 있다. 항체를 가지고 있는 글로불린은 면역글로불린이라고 한다. 면역글로불린은 다섯 가지로 분류한다.

① 면역글로불린 A
② 면역글로불린 D
③ 면역글로불린 E
④ 면역글로불린 G
⑤ 면역글로불린 M

03
면역글로불린(immunoglobulin)의 종류와 기능

- IgA

혈청 IgA와 점막 IgA. 2개의 Ig의 쌍으로 구성된다. 혈청 내 소량이 존재하며, 소화관이나 기도 점막에 존재하는 형질 세포에 의해서 생산된다. 눈물, 침, 초유, 위장관, 기관지 등 외분비선의 점액에서 발견된다. 이물질이 점막에 결합해서 침입하는 것을 저지하여 위장관의 점막 표면과 호흡기도를 보호하는 기능을 한다.

점막의 감염 방어에 도움을 준다.

- IgD

다발성 골수종(multiple myeloma)의 환자 혈청에서 발견된 것으로, IgM과 함께 B세포의 표면에 Ig 수용체로서 출현한다.

- IgE

알레르기 항체, 외분비샘 분비물에 존재하며 조직에 있는 비만세포, 또는 혈액 속의 호염기구와 결합하여서 세포 내 히스타민, 세로토닌의 방출을 촉진시킨다. 아토피나 기관지 천식 환자에게서 증가된다. 두드러기(Urticaria)의 주된 물질이다.

• IgG

면역글로불린 중에서 가장 큰 역할을 한다. 혈청 속 면역글로불린의 약 80%를 차지한다. 감염 방어에 도움이 되며, 주로 혈관 밖에서 세균이나 바이러스, 독소와 결합하여, 그들의 침입을 방지한다.

보체(complement)를 활성화시켜 항체를 형성한다. 면역글로불린 중 크기가 최소이고 태반을 통과해서 항체를 만들 수 있을 때까지 태아를 보호한다.

• IgM

분자량이 크고 5개의 Ig로 구성되어 있어서 마크로글로불린으로 불리며, 면역글로불린 중 크기가 최대이다. 가장 원시적인 형태의 면역글로불린이며, 감염 초기에 IgG에 앞서서 출현한다.

혈장에서 음식이나 세균의 항원에 대한 반응으로 만들어지며 보체를 활성화시킨다. 그람음성균(대장균, 살모넬라균, 이질균 등)의 내독소와 같은 항원, ABO혈액 항원에 대한 항체를 형성한다.

세균 혈증에 효과적이다.

[그림] 면역글로불린의 종류와 특성

종 류	존재 부위	작 용	태반통과여부
IgG	혈장, 조직액	세균이나 바이러스, 독소 등을 방어 보체 활성화	통과함
IgM	혈장	수혈 시 적혈구막 혈액항원에 대한 항체를 형성 보체 활성화	통과 못함
IgA	외분비물, 혈장	혈액항원에 대한 항체 형성 보체 활성화	통과 못함
IgD	B세포의 표면	B세포의 활성화	통과 못함
IgE	외분비물	염증과 알레르기반응	통과 못함

[그림] 면역글로불린의 종류

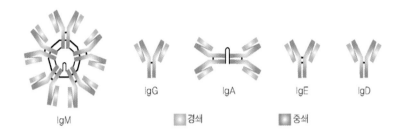

IgG　　IgA　　IgE　　IgD

IgM　　■경색　　■중색

■ 세균을 잡아먹는 백혈구와 그렇지 않은 백혈구

•혈구 : 혈액 내에 들어있는 세포를 말한다. 혈구는 적혈구와 백혈구 그리고 혈소판으로 나뉜다.
•적혈구(헤모글로불린) : 산소를 운반하는 역할을 하며 적색으로 보인다.
•백혈구(white blood cell) : 색을 띠지 않는다.

04
체액

체액이란 몸속에 들어있는 액체를 말한다. 체액이 필요한 이유는 다세포 생물은 외부와 직접 물질교환이 불가능하기 때문이다. 체액의 기능은 세포로 산소와 영양분을 공급하고, 세포로부터 나오는 노폐물을 운반한다. 체액은 혈액, 조직액, 림프로 구성된다.

1) 혈액의 구성

혈구와 혈장으로 구성되어 있다.

(1) 혈구
혈액 중 고체 성분으로 혈액의 약 45%를 차지한다. 적혈구, 백혈구, 혈소판으로 구성되어 있다. 혈액에는 적혈구, 림프구, 혈소판, 식세포의 4종류의 혈구가 있으며 림프구와 식세포를 합해서 백혈구라고 한다.

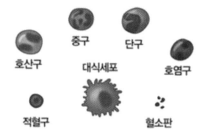

(가) 혈구의 구성

① 적혈구

-혈구의 대부분을 차지한다(99%). 핵이 없다.

-산소와 이산화탄소 운반 기능 : 헤모글로빈 단백질

-헤모글로빈의 Fe 산화 → 붉은색

-남자의 몸에서 적혈구가 차지하는 부피는 혈액 부피의 42~54%이고, 여자는 37~47%이며 혈액 $1\mu\ell$(마이크로미터)당 400만~600만 개의 적혈구가 있다.

황달은 적혈구가 과다하게 파괴되어 과량의 빌리루빈이 생성되거나 간염과 같은 간의 질병에 의해 간에서 이물질을 처리할 수 없어 혈관에 축적됨으로써 생기는 질병이다.

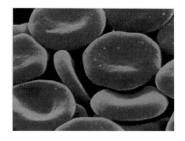

② 백혈구

핵이 있으며 살아있는 세포로 스스로 움직이며 아메바 운동을

호흡 색소	중심 금속	색		있는 곳	동물
		산소결합	단독		
헤모글로빈	Fe(철)	선홍색	암홍색	적혈구	모든 척추동물 연체동물(홍합) 유형동물(끈벌레)
헤모시아닌	Cu(구리)	청록색	무색	혈장	환형동물(거머리, 지렁이) 연체동물(오징어, 문어) 갑각류(새우,게)
클로로 크루오닌	Fe	녹색	녹색	혈장	환형동물(갯지렁이의 일종)
헤모에리트린	Fe	적자색	무색	혈장 혈구	촉수동물(개맛) 절지동물(곤충류)

한다. 중성 백혈구, 산성 백혈구, 염기성 백혈구, 대식세포, 림프구 등 종류가 다양하다. 식균작용을 하고 항체를 형성하여 항원을 제거한다.(항원-항체 반응)

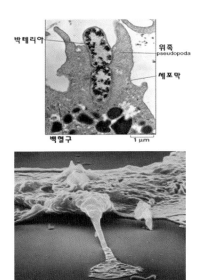

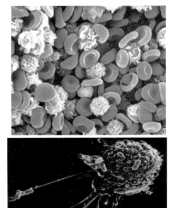

항체의 작용

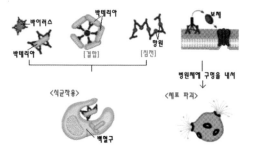

백혈구는 '호중구, 호산구, 호염기구, 단구, 림프구'로 이루어진 하나의 집단이라고 할 수 있다.

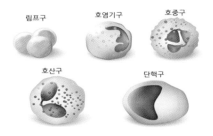

③ 혈소판

모양이 불규칙하고 크기가 작다. 핵이 없고 혈액 응고에 관여한다.

트롬보키나아제 효소- 상처 부위의 출혈 억제

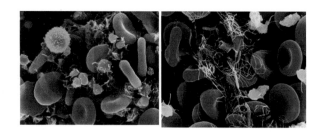

(나) 혈구 정리

혈구	적혈구	백혈구	혈소판
핵	X	O	X
크기(μm)	7~8	9~12	2~4
함량(개/mm³)	450~500만	6천~8천	20~30만
생성장소	골수	골수, 지라,림프절	골수
파괴장소	간, 지라	지라, 골수	지라
기능	O_2, CO_2 운반	식균 작용 항체 형성	혈액 응고
수명	120일	수일~2주	2~3일

(2) 혈장

- 혈액 중 액체 성분으로 혈액의 약 55%를 차지한다.
- 혈장 단백질, 무기염류, 산소, 이산화탄소, 호르몬, 노폐물 등
- 단백질, 탄수화물, 지방 등 영양소
- 물질 운반
- 완충 작용 : 삼투압이나 pH를 일정하게 유지
- 항체의 원료인 글로불린 단백질 포함
- 혈액 응고에는 피브리노겐이 관여

3) 혈액의 기능

- 운반기능 : 물질 운반
- 조절기능 : 체내의 항상성 유지

- 방어기능 : 면역작용, 혈액 응고

(1) 운반기능
 ① 산소와 이산화탄소 운반
- 산소 - 적혈구의 헤모글로빈
- 이산화탄소

      적혈구의 헤모글로빈

      혈장에 용해

② 영양소와 노폐물 운반
- 소장에서 흡수된 영양소가 혈장에 용해
- 수용성 영양소는 모세혈관을 통해 운반
- 지용성 영양소는 림프관을 통해 운반
- 노폐물은 간이나 배설기관으로 운반

③ 호르몬과 항체의 운반
- 호르몬 : 분비기관과 표적기관이 다름. 혈장을 통해 호르몬이 이동.
- 항체 : 림프구에서 합성·분비되어 혈액 내에 표류. 항원을 만나면 항원·항체 반응을 일으킴.

(2) 조절기능
- 열을 체내 곳곳으로 운반 → 체온 유지
- 삼투압, pH(수소이온 농도), 혈당량을 조절

(3) 혈액 응고

■ 진행과정

① 혈소판이 파괴

② 트롬보키나아제 분비

③ 혈액 속의 칼슘 이온(Ca2+)과 반응

④ 프로트롬빈이 트롬빈으로 활성화

⑤ 피브리노겐이 트롬빈을 통해 피브린으로 활성화

⑥ 피브린이 적혈구, 백혈구와 엉겨 혈병이 생김

⑦ 혈병이 굳으면서 상처 부위를 보호

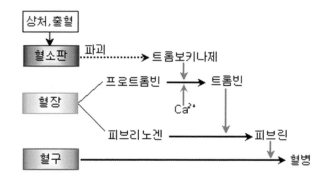

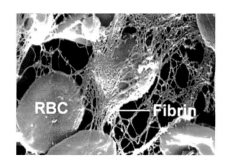

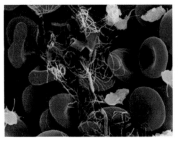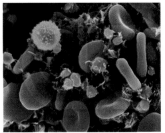

[혈소판, 피브린]

■ 혈액 응고를 방지하는 방법

① 물리적 방법

-진공포장 : 혈소판 파괴 방지

-유리 막대로 젓기 : 피브린 제거

-온도를 낮춤 : 효소의 활성 저해

② 화학적 방법

-시트르산나트륨, 옥살산나트륨 첨가(=칼슘 이온 제거) : 트롬빈 생성 저해

③ 생물학적 방법

-헤파린 첨가 : 트롬빈 생성 저해

■ 혈우병 : 트롬보키나아제 분비 이상

▸ **혈액의 구성 및 기능**

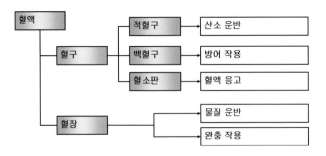

4) 항원과 항체 작용

작용 양식 : 직접 항원과 결합하여 공격 – 항원항체 반응.
보체를 활성화하여 항원 공격.

(1) 항원항체 반응(직접 부착)

응집 : 하나의 특이 항원에 대해 항체가 집합하여 항원항체 복합체
를 형성하는 것.

침강 : 용해성 항원과 항체가 만나 항원항체 복합체를 이루어 비용
해성이 된 후 침전.

중화 : 항체가 항원에서 분비되는 독소와 결합하여 독소의 효과를
약화시키거나 없애는 것.

(2) 보체 활성화

- 더 효과적으로 항원을 공격하는 방법.
  보체 활성화
- 백혈구의 화학주성작용 촉진, 항원항체 복합체에 보체가 결합
  - 옵소닌화(식세포가 탐식하기 좋은 상태)
    복합체 식작용, 이물질 세포막을 파괴
    바이러스 분자구조 변형
- 병원성 약화

[항체의 작용]

작용 양식	작용 종류	작용
직접 부착	응집	항원이 덩어리 형성
	침강	항원이 불용성 침전을 형성
	중화	항원의 독성이 약화됨
보체 활성화	옵소닌화	식작용이 일어날 수 있도록 세포막을 변형시킴
	주화성	호중구와 대식세포를 끌어당김
	염증	감염 확산을 막음
	용해	세포막을 녹여 파괴함

▶항체의 일을 도와주는 단백질 - 보체

보체 : 어떤 세균에 대한 항체가 들어있는 혈청을 그 세균 속에 첨가하면,
　　　세균은 세포막에 구멍이 뚫려 사멸해 버린다.
- 세균막에 구멍을 내는 작용
- 연쇄반응을 도와주기도 하고 조절하기도 하는 역할
- 호중구를 불러들이는 세균에 포착하는 것을 도와주는 작용
- 호염구에 작용하는 히스타민 등을 방출 (알러지 증상이 나타나게 된다)
- 히스타민은 혈관의 확장작용이 있기 때문에 대량으로 방출하면 체내
　모세혈관이 확장되어 쇼크상태를 일으킨다.

▶알아두기- 항히스타민제

항히스타민제를 먹거나 주사를 맞으면 신기할 정도로 금세 재채기와
콧물이 멎고 가려움증이 사라지지만, 반면에 몸을 무장해제시켜 온갖
유해 물질에 대한 대항력을 잃어 부작용이 많기로도 유명하다.
부작용은 정신적으로는 우울증, 집중력 장애, 무기력증을 일으키고
육체적으로는 각종 기관의 기능을 방해해서 온갖 병증이 생기게 한다.

5) 알레르기 반응

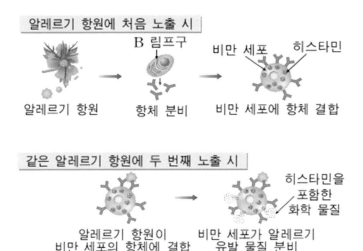

6) 림프계란?

혈액은 혈관을 통해 몸 전체를 순환하는데 혈관벽은 반투과성막이어서 혈액의 액체 성분들이 조직 속으로 빠져나가게 된다. 혈관 내의 혈액은 투과가 불가능한 단백질 성분들과 세포들이 있어서 고삼투압 상태이기 때문에 전신을 흐르는 과정에서 혈액 속 액체 성분이 조금씩 전신의 조직 속으로 빠져나가게 된다. 이 액체 성분(혈장)은 '조직액'이라고 부르는데 풍부한 산소와 에너지를 머금고 있어 각 조직의 세포에 필요한 것들을 전달해주고, 세포의 대사 찌꺼기들과 이산화탄소는 수거한다.

정상적인 순환루프에서는 이 조직액들이 그대로 고여 쌓이지 않고 림프계(lymphatic system)라는 순환 체계가 있어 자연스럽게 배출된다.

[림프계 순환구조]

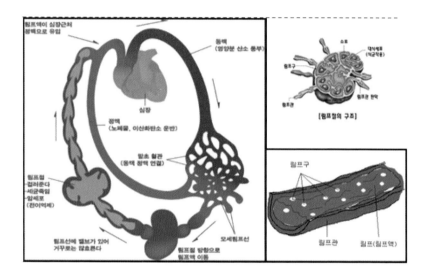

[림프절의 구조]

05
면역체계의 내용

1) 면역에 관여하는 T세포

면역 체계의 내용

우리의 면역체계는 신체의 모든 부위와 관련이 있다

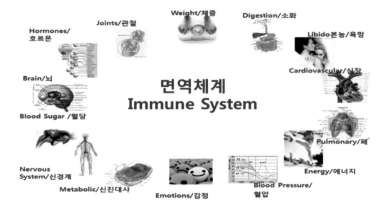

(1) T세포(T림프구)

가슴샘 유래의 림프구를 말하며 항체 생산의 조절작용과, 세포성 면역에 관련된 작용을 한다. 림프절과 지라로 운반, 혈액 중 순환하는 림프구의 70~80%.

종류 : 보조 T세포, 독성 T세포, 억제 T세포, 기억 T세포.

지연성 감각 과민반응(지연형, 과민형 T세포) : 대식구의 활성화 또한 림포카인을 내어서 지연형 반응에 관여한다. 진균, 바이러스 감염에 대한 저항, 장기이식의 거부반응, 종양에 대한 면역반응에 효과적이고 항원 제시 세포(APC)에서 오는 정보를 인식한다.

[T세포의 종류]

종류	역할
보조 T세포(helper T cell)	대식세포의 활성화 독성 T세포의 활성화를 도움 항체생산 도움
독성 T세포(cytotoxic T cell)	자기와 비자기를 구분하여 비자기를 파괴
억제 T세포(suppressor T cell)	면역반응을 억제
기억 T세포(memory T cell)	항원을 기억하여 면역상태를 유지

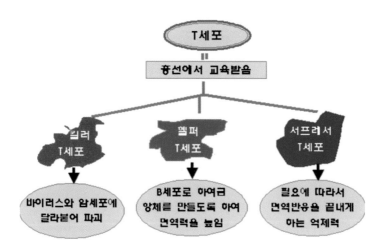

2) 면역에 관여하는 B세포

(1) B세포(B 림프구)

골수 유래에서 가슴샘을 경유하지 않는 림프구를 말하며 활성화되면 형질 세포가 되고, 면역글로불린을 상승하고, 체액성 면역에 관여한다.

혈액, 골수, 림프조직에 존재하며 순환하는 림프구의 20~30%를 차지한다. 항원이 침입하면 B세포는 보조 T세포의 도움을 받아 증식사여 형질세포로 분화한다.

-형질세포(plasma cell) : B세포의 최종 분화 단계의 세포이며, IgG, IgM, IgA, IgD, IgE를 생산한다.

[림프구 순환계]

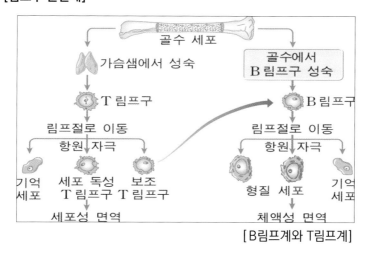

[B림프계와 T림프계]

3) 면역에 관여하는 세포

(1) 대식세포(macrophage)

순환혈액과 림프조직에 광범위하게 존재하며 이물질·세균·바이러스·체내 노폐세포 등을 포식하고 소화하는 대형 아메바상 식세포를 총칭한다.

항원, 면역 복합체의 탐식 그리고 항원제시 기능(antigen presentation ; 항원을 탐식하고, 한 번 세포질 내에서 소화한 뒤, 세포 막으로 다시 항원을 모아 림프구로 제시하는 기능) 등이 있다.

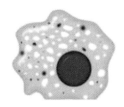

(2) 호중구(neutrophil)

화학주성, 식작용, 살균작용

리소자임(Lysozyme)을 분비하여 일반 세균과 이물질에 대한 탐식작용.

Lysozyme : 프로테오글리칸의 주성분인 N-아세틸뉴라민산의 화학결합을 가수분해시키는 효소, 눈물, 콧물, 점액, 위액, 젖, 난백 등에 들어 있다.

(3) 자연살해 세포(Natural killer, NK Cell)

세포독성 림프구 모양의 세포로서 이것은 항체 의존성 세포 살해 기능을 갖는 세포들 중 대식구, 호중구를 제외한 것으로, 원시적 생체 방어 기구에 관계한다. 여러 종류의 종양 세포에 대해서 비특이적으로 반응하여 암세포를 살해하는 능력도 있다.

	세포 형태	생성부위	기능
과립형백혈구	호중구	골수	식세포작용
	호염구	골수	히스타민분비
	호산구	골수	알레르기반응,기생충파괴
무과립성백혈구	단핵구	골수	식작용,조직내 대식세포 변환
	림프구 B세포	골수,혈액	항체매개성면역
	-형질세포		항체분비
	-기억B세포		항원기억
	T세포	골수,림프조직	
기타세포	자연살해세포	림프조직	세포살해
	대식세포	모든기관	식세포작용,림프구에 항원표현
	거대세포	과조직	히스타민과 염증에 관여 물질분비

4) 면역에 관여하는 물질

① 항체(antibody immunoglobulin, Ig,)
-골수, 비장, 흉선을 제외한 모든 림프 조직에서 형성되는 혈청 단백질로 IgG, IgA, IgM, IgD, IgE
-항원 공격, 파괴
② 보체(complement)
-혈청 중에 포함되어 있는 물질(약 10%)인데 항원 항체 결합물과 협조하여, 알레르기 반응에서 중요한 역할을 완수함과 동시에, 살균, 세포 파괴의 역할 담당.

-보체가 활성화되면 백혈구의 화학주성작용, 아나필라톡신작용, 옵소닌작용

③ 사이토카인(cytokine)

-세포, 주로 백혈구에서 분비되는 단백활성물질.

-림프구나 대식구를 비롯한 여러 가지 세포를 활성화시키는 인자가 림프구나 대식구 또는 섬유모세포, 혈관내피 세포 등으로부터 생산 및 방출되는 것.

-림프구에 의해서 만들어지는 것은 림포카인(lymphokine)

-인터페론 : 바이러스에 감염된 세포에서 형성되는 항바이러스성 단백질이다. 면역조절효과, 대식세포 활성화인자의 역할

(림포카인 : 면역담당세포인 림프구에 의해서 생성되고 면역반응의 발현이나 조절에 관여하는 혈액세포 유래의 여러 생리활성인자를 총칭)

(1) 면역의 종류

가. 선천성 면역 : 체내에서 자연적으로 형성되는 면역

나. 후천성 면역, 획득면역 : 항원이 침입하면 면역반응이 진행되는 것.

 * 면역획득 과정 : 자연적 면역과 인위적 면역

 * 개체 면역획득 여부 : 능동적, 수동적 면역

① 자연적 면역 : 태반순환이나 모유수유를 통해 모체로부터 태아로 항체가 전달되어 태아에게 면역성이 생김.

② 인위적 면역 : 백신접종이나 항체 함유 혈청 주입 등.

③ 능동적획득 면역 : 병원성이나 독성을 약화시킨 병원 미생물을 인체에 주사하여 얻게 되는 면역.

백신(Vaccine) : 예방접종

- 사균(장티푸스), 생균(소아마비, 풍진, 결핵)
  변독소(디프테리아, 파상풍)을 인체에 넣어주는 것.
- 백신에 대한 가벼운 질환을 앓게 되면, 그 후 균에 대한 항체가
  형성되므로 백신을 맞은 후에 동일한 균이 인체에 들어오게 되더라도
  질병에 걸리지 않게 됨.

④ 수동획득 면역 : 다른 사람이나 동물에 의해 이미 형성된 항체를 인체에 주입하여 형성되는 면역.

종류		특성	
선천적 면역	태어날 때부터 선천적으로 갖는 저항성(개체 특이성, 인종 특이성, 민족 특이성)		
후천 (획득)성 면역		능동면역	수동면역
	자연적	현성감염(유행성 이하선염) 불현성감염	태반, 모유
	인위적	사균백신(장티푸스) 약독화생균(소아마비, 풍진, 결핵, 홍역) 변독소(디프테리아, 파상풍)	항체주사 면역혈청주사

(2) 체액성 면역과 세포매개성 면역

가. 체액성 면역(humoral immunity)
-항원이 체내에 침입하면 항체가 만들어지고, 항원항체 반응에 의
해서 항원의 독성을 잃게 한다.
-혈액이나 체액을 통해 운반, 항체매개성 면역.
-체액성 면역에서 주체가 되는 것이 혈청 단백중의 면역글로불린
(immunoglobulin, Ig)이고, IgG, IgA, IgM, IgD, IgE의 5종류가 있으며,
이것들은 활성화된 B림프구, 즉 형질세포에 의해서 만들어진다.
-세균바이러스 감염에 효과적.

나. 세포성 면역 cell-mediated immunity
-면역글로불린과 상관 없이 직접 접촉에 의한 면역.
-주체가 되는 것은 T림프구(T세포), 대식세포.
-대식세포가 있는 항원을 인식한 후 T세포에 항원제시 또는 항원
내용을 정보로서 전달하고, 이 정보를 받은 T세포로부터 분비되
는 림포카인(림프구에서 나오는 생물학적 활성 물질)의 일종인 대식구
활성화인자에 의해서 대식구를 활성화시킨다.
-직접 작동하는 세포독성 T세포도 활성화.
-병원 미생물, 암세포, 장기이식 같은 이질적인 조직에 효과적이다.

5) 면역질환

면역에 관여하는 구성성분의 변화로 인해 면역반응이 비정상적으

로 발생하여 나타난 질환으로서 과민반응, 자가면역질환, 면역결핍성 질환, 유전분증으로 분류된다.

(1) 과민반응(Hypersensitivity reaction)

외부물질(항원)에 대한 비정상적인 과대면역반응의 결과 숙주에 세포나 조직의 손상 즉 질환을 일으키는 것이다. 일종의 알레르기 반응이다.

▶ 제I형 즉각성 과민빈응(아나필락스형)

국소형 아토피(atopy), 전신형 아나필락시(anaphylaxis)가 있다. 특히 전신형은 항원 노출 후 즉각적으로 반응이 일어나므로 즉각형 과민반응.

처음에 항원에 노출된 후 IgE 항체가 만들어지면 IgE는 비만세포 또는 호염구의 막 표면에 붙는다. 일단 IgE와 결합한 비만세포가 같은 항원에 대하여 2차 노출되면 비만세포나 호염구 내 과립의 탈과립 현상이 일어나며 혈관 활성물질인 히스타민, 세포토닌, 호산구 또는 호중구의 화학주성인자(eosinophilic), 류코트리엔, 프로스타글란딘 등을 방출하게 된다. 화학주성 물질은 호중구와 호산구의 집합 또는 침착을 초래한다. 따라서 IgE와 결합한 비만세포를 일명 무장한 비만세포라고도 한다.

히스타민은 기관지 평활근 수축, 혈관투과성항진, 점액 분비의 증가를 일으킨다. 이 물질들은 초기 5~30분의 조직 반응을 일으키며 60분 이내에 소실된다. 그러나 류코트리엔과 프로스타글란딘은 히스타민보다 강력한 염증성작용을 일으킨다.

전신형 : 페니실린, 국소마취제, 조영제, 물고기, 달걀 등에 의한 아

나필락시스 쇼크가 대표적.

국소형 : 아토피성 알레르기, 꽃가루, 먼지 등에 의한 피부 알레르기, 기관지 천식 등.

[제I형 과민반응(아나필락시스형)]

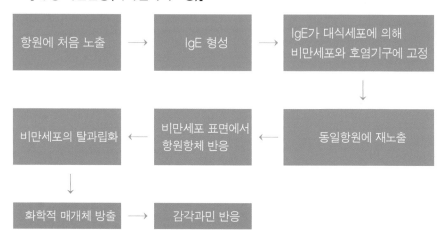

▶ **제 II형 과민빈응(세포손상형)**

세포나 조직 표면에 존재하는 항원(IgM, IgG)에 대한 항체가 직접 작용해 일어나며, 자기조직 성분에 대한 자가 항체가 생산되면 제II형 과민반응 기전에 의해 자가면역질환을 일으킨다.

보체의존성 반응 : 항체가 세포/조직 표면에 있는 항원과 결합, 보체를 활성화시켜 세포나 조직을 손상시킨다.

▶ **자가면역용혈빈혈, ABO부적합 수혈로 인한 수혈반응, 하시모토병, 태아 적혈모구증.**

▶제 Ⅲ형 과민빈응(면역복합형)

항원과 항체가 결합하여 형성된 면역복합체가 혈액 속에 흘러 다니다가 모세혈관 등에 침착해서 보체를 활성화하여 염증을 일으키는 반응이다. 항원/항체/보체 결합물을 호중성구가 탐식한 후에 용해소체 효소가 유리되어 기저막, 결합섬유, 연골조직 등을 녹여서 발병한다.

▶ 사구체 신염, 전신 홍반성 루푸스, 만성류마티스관절염, 혈청병, 괴사성 혈관염

▶제 Ⅳ형 과민빈응(지연형, 투베르쿨린형)

항원이 체내에 들어온 후 48시간 경과하여 반응이 나타나는 과민반응이다.

PPD(purified protein derivative) 0.1ml 피내주사 48~72시간 후 정점으로 발적과 경결(Manteaux test, Tuberculin skin test).

-세포성 면역기전에 의한 조직 상해로 항원과 접촉한 T세포에서 나온 인터루킨, 활성화 육아조직 형성.

-대식세포, 독성Tc 세포가 중요한 작용.

투베르쿨린 반응 : 결핵균에 대한 세포성 면역 있는 개체 내피에 항원성 균체성분.

※ I~III형(즉시형) : 2~3시간 이내 반응 정점.

▶ 접촉성 피부염, 육아종성 염증(결핵, 매독)

▶제Ⅴ형 과민빈응(지연형, 투베르쿨린형)

자극형 과민반응, 제Ⅲ형 과민반응과 유사하다.

세포 표면의 호르몬 수용체에 결합한 항체가 그 수용체를 자극하여 마치 호르몬이 결합한 것 같은 반응을 일으켜 수용체의 기능을 항진시키거나 억제시킨다.

(2) 자가면역질환(autoimmune disease)

우리 몸의 면역기관은 자기의 항원에 대하여는 면역반응을 일으키지 않고 외부 항원에 대해서만 면역반응을 일으킨다. ← 면역학적 내성

생체가 자기 자신의 조직에 대하여 면역반응을 일으키는 것을 자가면역질환이라 한다.

자가 성분이 항원으로 인식, 면역반응이 발생한다.

원인 : 가계 내 다발경향/연령 관계, 여성에 많은 것 등으로 유전요인(인간 백혈구 항원, Human Leucocyte Antigen), 생리 소인.

(3) 전신성 홍반성 난창(systemic lupus erythematosus : SLE)

수많은 자가 항체를 형성하여 자기조직을 파괴하는 만성적 자가면역질환으로, 전신 장기를 침범하여 만성적인 항체 의존성 면역반응과 면역복합체 질환이다. 20~40세 여성에게 많이 발생하고 열, 관절통, 발진 그리고 뺨에 나비모양의 홍반이 특징이다. 사구체신염, 혈관염, 관절염 및 빈혈을 동반하여 임상적으로 매우 다양한 증상이다.

임상소견 : 발열, 관절통, 체중 감소, 관절염, 사구체 신염, 근육위축, 심장판막 기형

(4) 류마티스관절염과 류마티스열

▶ 류마티스관절염

결합조직에 만성염증을 일으키는 것으로 주로 관절에 발생한다.

류마티스인자(RF) : 면역글로불린 IgG에 대한 항체가 혈액으로 나타난다. 자가항체, 혈액에서 관찰된다. 증상은 관절활액 속 염증, 관절통, 경직, 관절기형 등이다. 관절 표면이 파괴되고 섬유조직 증식하여 판누스라는 육아조직이 생성, 관절운동이 저하된다.

▶류마티스열

용혈성 연쇄상구균 감염 후 2~3주간 잠복기를 거치면서 급성열성 질환으로 발병한다.

(5) 쇼그렌증후군과 하시모토병
▶쇼그렌증후군

타액선과 누선을 비롯한 외분비선에 만성염증을 초래한다.

입, 눈과 다른 점막의 비정상적인 건조로 각막 건조, 구강 건조증상과 후두염, 기관지염과 폐렴.

▶하시모토병

만성갑상선염의 종류로서 단단한 미만성 갑상선종을 일컫는다. 병소 부위 림프구, 형질세포의 침윤과 간질의 섬유화 및 여포상피의 변성과 붕괴.

(6) 결절다발성동맥염과 진행성 전신피부경화증
▶결정다발동맥염

동맥벽의 근육에 면역복합체가 침착되어 괴사성 전신 혈관염을 나타내는 질병이다. 주로 중동맥과 세동맥에 발생하며 발열, 복통, 체중감소, 신경장애 등의 증상을 보인다.

▶ 진행성 전신피부 경화증

콜라겐 합성이 항진되어 발생, 섬유화 진행.

임상소견 : 레이노현상, 식도협착, 폐섬유화, 혈관성 신장손상, 진피 및 피부경화.

(7) 면역결핍증후군(immunodeficiency Syndrome)

▶ 선천성(1차성) 면역결핍증

선천성(1차성) 면역결핍증의 종류는 다양하게 많으나 그 빈도는 드물다.

면역담당세포로 불리는 세포에 기능이상이 있으며 면역글로불린 생산에 이상이 일어나 감염증이 발생한다.

림프계 간세포(lymphoid stem cell)의 결함에 의해 발생하는 질환이며 T세포와 B세포 모두에서 발육상 결함이 나타나므로 선천적인 면역결핍증 중 가장 심한 형태의 질환이다.

▶ 후천성 면역결핍증(acquired immunodeficiency syndrome)

HIV 감염에 의해 면역결핍증을 일으키는 질환이다. 림프조직, 정액, 질 분비물, 타액, 젖, 눈물, 소변, 혈청, 뇌척수액 등에서 분리.

성적 접촉, 혈관 내 주사 및 산모로부터 태아로의 수직전파를 통해 감염된다.

-AIDS가 잘 걸릴 가능성이 있는 집단 : 동성애자, 마약 등을 혈관 내에 주입하는 자, 혈우병 환자, 수혈을 받은 자.

-새로운 항원에 대한 항체를 형성하지 못하게 된다.

-전형적인 증상 : 발열, 체중 감소, 전신 림프절 종대에 더불어 폐포자충(pneumocystis carinii)의 감염에 의한 폐렴, 각종 바이러스 및 진균

감염, 결핵 및 세균 감염이 나타날 수 있다.

6) 장기이식(transplantation)

살아 있는 조직이나 장기를 생활체에서 일단 절단한 뒤에 조직 조각을 동일한 개체나 또는 다른 개체의 신체 일부에 심는 것이다.

- 자가이식(autograft) : 피부, 혈관, 뼈
- 동종이식(homograft) : 골수, 각막, 신장, 간장, 심장
- 이종이식(heterograft) : 심한 거부반응

(거부반응 -타인의 조직은 자신의 것이 아니기에 이를 이물질로 인식하고 면역 시작)

- 합병증 : 발열, 이식부위 통증, 이식 후 4~15일 동안의 기능상실.

■ 이식거부반응(graft rejection)

공여자 이식 조직의 주요 조직적합 항원이 수용자의 그것과 다를 때에 일어나는 이식거부반응에는 IV(지연형)형 과민반응이 중요 관련 사람에서는 일란성 쌍둥이 사이의 이식을 제외하고 조직적합 항원의 완전한 일치는 기대하기 어렵다.

면역억제제가 장기간 사용되는 일이 많고 자가면역질환, 악성 종양의 발생에 주의가 필요하다.

제15장

시냅스의 가소성과
치매 예방

01
시냅스의 가소성과 활동전위

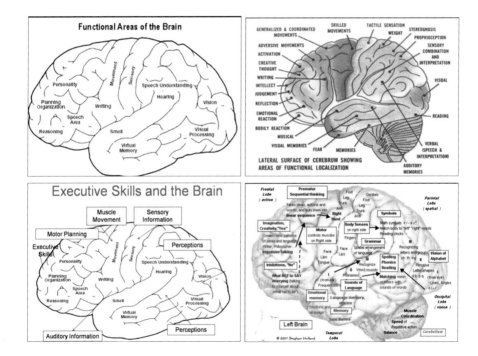

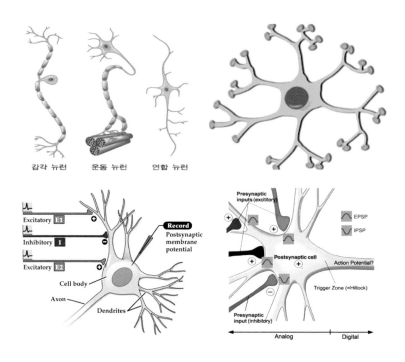

시냅스 가지 나고 자르고

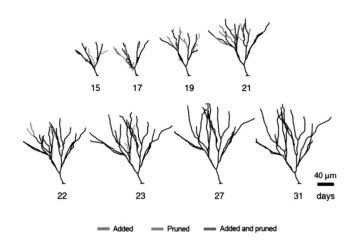

시냅스 가지 자르기

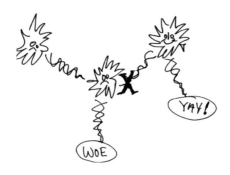

시냅스 가지치기

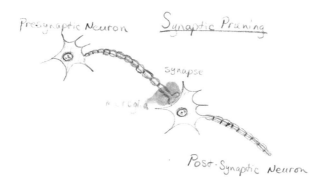

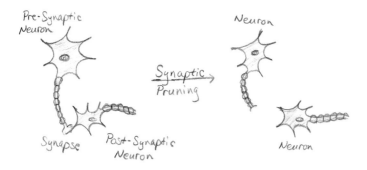

뇌에서 뉴런은 만들어진다

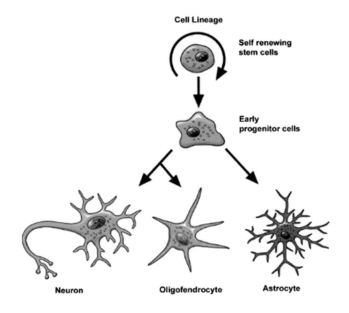

1) 시냅스 가소성에 이르기까지

① 고대 이집트의 두부 절개술(두개골에 구멍을 내는 외과술)
② BC 18C 두개골을 채우는 것
 -미라를 만들 때 뇌를 제거
 -인지기능이 심장이라고 생각
헤로도토스는 구부러진 철 조각으로 콧구멍을 통해 뇌를 끄집어내고 머리뼈의 빈 공간을 약품으로 헹궈 씻었다.
　③ 히포크라테스는 뇌가 감각과 연관이 있고, 지능과도 연관이 있다고 생각했으며, 플라톤은 영혼의 이성적인 부분이 뇌에 자리하고 있다고 보았다.

이슬람계 아블카시스(Abulcasis), 아베로에스, 마이모니데스

유럽에서는 베살리우스(1514~1564), 르네 데카르트(1596~1650)

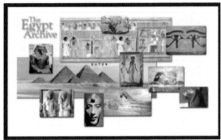 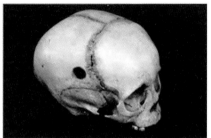

④ 현미경의 발견 후

-카밀로 골지(Camillo Golgi, 1890) 염색법

-산티아고 라몬이 카할(Santiago Ramony Cajal) : 뇌의 기능적 단위가 '뉴런'이다. 뉴런 주의(neoron doctrine) 주장.

-루이지 갈바니 : 1700년대말 말의 근육과 뉴런이 전기적으로 흥분한다는 것 연구.

-에밀 뒤부아 레몽, 요하네스 페터 뮐러, 헤르만 폰 헬름홀츠 : 19세기 말 뉴런이 흥분하여 인접한 뉴런의 전기적 상태에 영향을 미친다는 것 증명.

-폴 브로카 : 언어 기능과 특정한 정신적 기능은 대뇌피질의 특정 영역에 국한되었음을 확인.

-존 헐링스 잭슨 : 간질환자 연구 '운동피질'의 존재를 추론. '기능의 국소론화'의 이론을 주장.

-칼 베르니케 : 언어 이해와 발화에 관하여 뇌 구조이론을 발달시켰다.

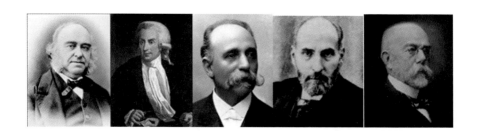

⑤ 현대 뇌 연구는 피질영역을 구분할 때 브로드만 영역 주로 사용.

- 대뇌피질의 세포 구축학에서 유래한 해부학적 정의를 이용한다.

⑥ 활동전위의 발화는 1952년 앨런 로이드 호지킨, 앤드류 헉슬리의 오징어 연구에서

- 피츠류와 나그모는 호지킨-학슬리 모델을 간소화하여 피츠류-나그모 모델을 만듦(1961~1962).

- 베르나르트 캐츠는 시냅스, 뉴런 사이의 공간을 모델화했다.

- 모리스-레카 모델 1981년 위의 두 모델을 결합. 이 모델을 만듦.

- 힌드라쉬와 R.M로즈는 신경전달 모델을 확장(1984).

⑦ 학습과 기억 저장은 에릭칸델에 의해 1966년 뉴런의 생화학적 변화 연구를 통해 얻게 되었다.

[기억의 단계 모델]

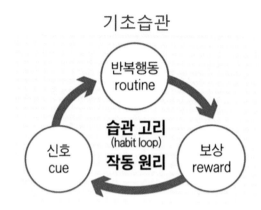

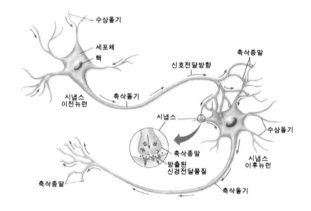

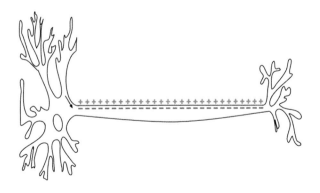

활동전위가 축삭을 따라 내려가면서 세포막 안팎의 극성이 변화한다. 다른 뉴런에서 온 신호에 반응하여 막이 역치 전위에 도달하면 Na+ 채널이 열리고 Na+가 축삭 안으로 들어와 탈분극을 일으킨다.

재분극은 K+가 축삭 밖으로 나갈 때 일어난다. 채널의 개폐로 세포 안팎 극성이 변화한다. 신경 자극은 한 방향으로만 이동하여 축삭 말단에서 다른 뉴런으로 신호를 전달한다.

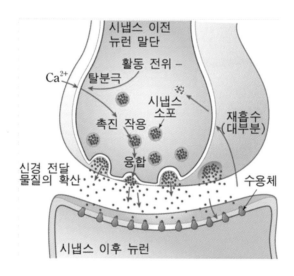

시냅스란?

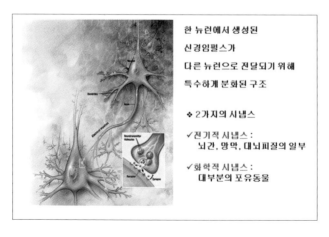

02
시냅스의 가소성

1) 경험 기대적 가소성

경험-예상 소성

Experience-Expectant Plasticity는 모든 인간이 정상적인 환경에서 노출되는 일반적인 경험의 결과로 발생하는 뉴런 연결의 정상적이고 일반적인 발달을 설명한다. 이러한 초기 보편적인 경험은 시

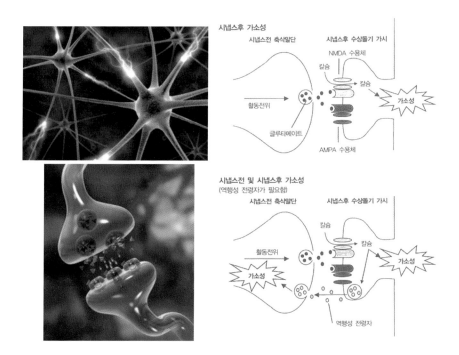

각적 자극, 소리 (특히 목소리) 및 신체 운동이다.

뇌는 이러한 초기 자극적 경험을 '기대'하기 위한 진화 과정을 거쳐 개발되었으며 시력 및 청력과 같은 감각과 관련된 특정 시냅스를 활성화시키기 위해 사용된다. 모든 것이 정상이면 뇌는 예상대로 발전할 것이다. 그러나 이러한 경험에 대한 인식을 방해하는 일이 발생하면 발달에 저해되거나 중단될 수 있다.

예를 들어 시력이 유아에게 방해되어 시각 시스템의 적절한 기능에 필요한 시냅스를 형성하기 위해 뇌가 필요로 하는 예상 시각 정보를 인지할 수 없는 경우다. 유아가 필요한 시냅스를 가지고 시작했음에도 불구하고 뇌가 시각적인 자극을 인지하지 못했기 때문에 뇌가 절단되어 버렸다.

2) 경험 의존적 가소성

체험 의존성 소성

경험 의존성 소성은 사람의 삶의 경험으로 발생하는 뉴런 연결의 생성과 조직의 지속적인 과정이다. 삶의 상황에 따라 뇌의 특정 영역이 어떻게 성장하는지에 영향을 미친다.

연구에 따르면 복잡하고 매력적인 환경에서 키우는 동물은 자극을 받지 않는 환경에서 키우는 동물보다 수상돌기가 더 많고 전반적으로 시냅스가 더 많다. 이것은 인간의 두뇌뿐만 아니라 왼손의 손가락 (이는 주로 바이올린을 연주하거나 점자를 읽을 때 사용됨)에 해당하는 뇌 부분에서 피질 발달이 증가된 바이올리니스트와 점자 리더에게도 보여졌다.

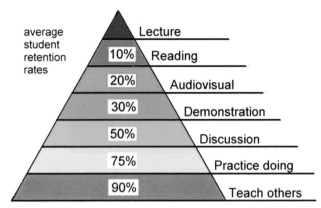

Learning Pyramid

average
student
retention
rates

	Lecture
10%	Reading
20%	Audiovisual
30%	Demonstration
50%	Discussion
75%	Practice doing
90%	Teach others

Source: National Training Laboratories, Bethel, Maine

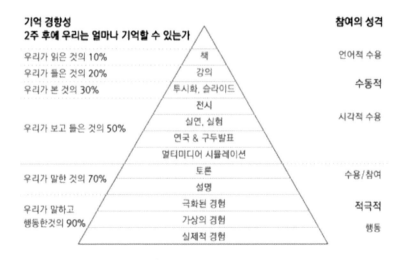

Dale의 학습의 원추형 모형(Dale's Cone of Learning)

기억 경향성
2주 후에 우리는 얼마나 기억할 수 있는가   참여의 성격

우리가 읽은 것의 10%   책   언어적 수용

우리가 들은 것의 20%   강의   수동적

우리가 본 것의 30%   투시화, 슬라이드

                          전시

우리가 보고 들은 것의 50%   실연, 실험   시각적 수용

                          연극 & 구두발표

                          멀티미디어 시뮬레이션

우리가 말한 것의 70%   토론   수용/참여

                          설명

우리가 말하고   극화된 경험   적극적
행동한것의 90%   가상의 경험

                          실제적 경험   행동

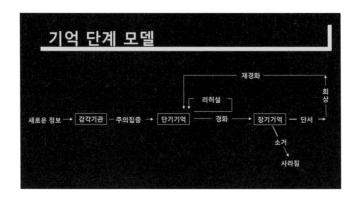

3) 기억과 시간

- 작동기억 Working memory ~ 수초
- 단기기억 Short-term memory ~ 수분, 시간
- 장기기억 Long-term memory ~ 하루 이상

우리가 기억하는 것(1)

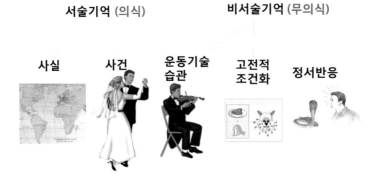

우리가 기억하는 것(2)

서술기억 (의식)　　　　　　**비서술기억** (무의식)

해마 (내측두엽)　　**기저핵**　　**소뇌**　　**편도**

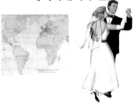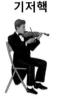

03
이론 : 시냅스의 가소성

뇌 기능의 유연한 적응능력으로 외부의 자극에 의해 뇌에 변화가 생기며 이 변화는 자극이 제거된 후에도 지속되는 것을 말한다.

1) 시냅스와 단백질

서울대 강봉균 교수, KAIST 김은준 교수, 연세대 이민구 교수가 주도한 연구팀은 시냅스 단백질을 만드는 유전자(샌크2, Shank2)가 결핍되면 자폐와 비슷한 증상이 나타난다는 사실을 동물실험(생쥐)를 통해 발견하였다.

이것은 샌크2 유전자의 결손이 자폐와 관련된다는 최근 임상 결과와 함께 샌크2 유전자의 결손이 자폐를 유도한다는 직접적인 증거가 되어 의미하는 바가 크다. 그러나 지금까지 이를 효과적으로 치료할

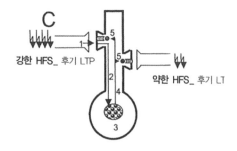

수 있는 약물이 개발되지 못했고, 현재 반복행동만을 경감시키는 수
준에 머무르고 있다. 〈2012년 6월 14일 세계 최고 Nature지 발표〉

2) 흥분과 억제의 가중

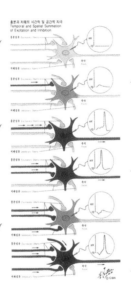

A. 안정기(Resting state)
흥분성 및 억제성 신경섬유 종단에
근접한 시냅스 버튼의 운동섬유세포

B. 부분탈분극(Partial depolarization)
하나의 흥분성 섬유로부터의 파동은
운동뉴런의 부분 (점화역치 이하)

C.시간적 흥분성가중(Temporal excitatory summation)
하나의 흥분성 섬유의 파동들은
활성전압을 유발시키는 역치상
탈분극을 같이 일으킨다.

D. 공간적 흥분성가중(Spatial excitatory summation)
두 개의 흥분 섬유의 파동은 활성진압을
유발하는 점화 역치에 이르는 두 개의
시냅스 탈분극을 일으킨다.

E.공간적 흥분성 가중과 억제(Spatial excitatory summation with inhibition)
두 흥분성 섬유의 파동은 운동뉴런에
이르고 억제성 섬유의 파동은 다다르는
역치에서의 탈분극을 막는다.

E. 계속 (Continued)
운동뉴런은 현대 부가적 파동을 받아
동시적인 억제 파동에도 불구하고 점
화역치에 이른다. 부가적 억제파동은
여전히 점화를 막는다.

3) 커넥톰과 네 가지 R의 원리

1. Reweight (재가중)
2. Reconnection (재연결)
3. Rewire (재배선)
4. Regeneration (재생성)

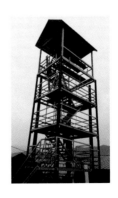

04
실험 : 편도체와 정보소통 커넥톰

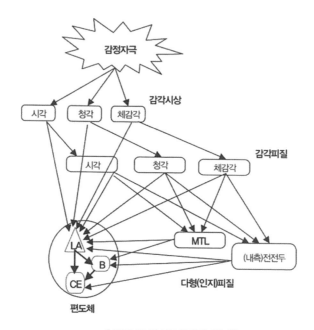

[편도체의 정보전달 체계]

제16장

디톡스(DETOX)에 대하여

01
디톡스(Detox)란 무엇인가?

독소란 무엇이고, 해독이란 무엇일까? 쉽게 말해 독소란 인체 내에 쌓이는 유해물질로 지속적으로 축적되면 건강에 치명적인 문제를 야기하고 온갖 질병을 불러일으킨다.

외부에서 유입되는 독에는 우리가 매일 먹고 마시는 음식을 매개로 하는 것이 가장 많고, 공기나 물처럼 오염된 환경을 통해 흡수되는 중금속과 환경호르몬도 여기에 포함된다. 내부에서 발생하는 독 또한 순환이 원활하지 못해 쌓이는 림프나 변비 때문에 발생하기도 한다.

현대의학에서 간과하고 있는 그 독소를 대사과정에서 생성되는 노폐물이나 활성산소, 염증유발물질 등의 '신체적 독소' 그리고 분노나 스트레스 등과 같은 '마음의 독소'로 바꿔 말하면 이해가 쉽다. 왜냐하면 이들은 모두 현대의학에서도 대부분의 만성질환의 주원인으로 지목하고 있기 때문이다. 특히 암의 발생은 만성적인 염증과 지속적인 산화 스트레스, 그리고 미토콘드리아병(mitochondriopathy)과 관계가 깊다. 그런데 이것을 유발하는 주요 원인이 체내에 축적된 폴리염화비페닐(PCB)이나 다이옥신 같은 환경독소 화학물질이라는 사실은 매우 심각하다.

사람들이 질병이라고 생각하는 것 대부분은 독소에 대한 신체의 반응이다. 알레르기, 빈혈, 부종, 만성피로, 변비, 면역기능 저하, 설사, 습진, 임파선 확대, 지나친 허기짐, 열, 감기, 가스, 이빨 갈기, 두드러기, 과민성대장증후군, 황달, 관절 및 근육통, 불안, 발진, 눈의 충혈, 수면 장애, 체중 증가, 체중 감소 등 우리가 살다 보면 한 번쯤 겪어봤을 이런 증상들은 모두 몸 안의 독소 때문에 오는 신체의 반응이다.

디톡스Detox란 건강을 지키려는 일종의 "웰빙 캠페인" 이다.

생활습관을 바꾸고 식습관을 개선해 인체의 해독과 배출을 담당하는 기관인 장, 간, 폐, 신장, 피부 그리고 림프계 등을 강화함으로써 체내에 쌓여 있는 독소를 몸 밖으로 내보내 몸을 정화시키는 과정을 말한다.

유해물질이 몸 안으로 과다하게 들어오는 것을 막고 장이나 신장, 폐, 피부 등을 통한 노폐물의 배출을 촉진하는 것이다. 칼로리 제한에 의해 다이어트 효과가 있어 건강 다이어트 방법으로 많이 사용되며, 서양에서는 니라드링크만 마시는 레몬 디톡스법이 알려져 있고, 한국에서는 장 청소와 단식이 대표적으로 시행되고 있다.

물만 마시거나 한 가지 음식만 먹는 방법도 있으며, 유기 농산물, 제철음식을 주로 하며 비타민과 미네랄을 충분히 섭취해야 하고 가공식품, 육류, 설탕을 멀리하는 것이 원칙이다.

음식뿐만 아니라 유해물질로 가득 찬 주거환경을 천연 마감재로 바꾸고, 마음속의 스트레스를 불러일으키는 분노, 짜증 등을 다스리는 명상 등도 넓은 의미의 디톡스라 할 수 있다.

현대사회에서 사람들은 불규칙한 식습관, 영양 과잉, 운동 부족, 환경오염, 각종 스트레스 등 다양한 체내외적 요인으로 건강에 심각한 위협을 받는다.

피부나 입으로 들어간 독소의 일정량에 대해서는 우리 몸이 스스로 정화할 수 있지만, 허용치를 넘어 버리면 각종 질병의 원인이 된다. 그리고 독소는 지방을 분해하는 기능을 저하시켜 에너지 대사를 낮추는 특성이 있어 "다이어트의 적"이 되기도 한다. 이러한 몸속 독소를 제거하기 위한 체내 정화방법을 '해독(Detox)'이라고 한다.

독소는 육체적인 문제와 뇌에도 영향을 미쳐 참을성이 부족해지거나 쉽게 짜증을 내는 등의 장애를 일으키므로 주의해야 한다.

어떤 사람에게 해독이 필요할까?

- 비만인 사람, 만성 피로가 있는 사람
- 아침저녁으로 몸이 붓거나 손발이 차고 저린 증상이 있는 사람
- 변비나 생리통 및 갱년기 증상이 심한 사람
- 피부가 탁하고 기미나 여드름이 오래가는 사람
- 피부 탄력이 떨어지고 세포 노화가 빨리 진행되는 경우
- 산후에 늘어난 체중이 3Kg 이상인 경우
- 이유 없이 몸이 무겁고 지쳐 있는 경우
- 먹는 양에 비해 복부 비만이 심할 경우
- 오랫동안 여드름이 좋아지지 않는 경우
- 두드러기나 알레르기, 가려움증이 심하고 계속 되는 경우
- 팔 다리가 자주 저리고 쥐가 나며, 어깨나 목 결림 증상이 오래 지속되는 경우
- 지방간 또는 간경변, 혈압 조절이 잘 안 되는 경우
- 소변이 누렇고 냄새와 거품이 많을 경우
- 여러 증상으로 약을 장기간 복용하고 있는 경우

- 최근 성욕이 급격히 떨어진 경우
- 기타 지금 건강을 유지하고, 더 활기찬 생활을 하고 싶은 사람

"인체 내 쌓아놓은 지방이 많다면 배가 고프면 그 지방을 분해해서 써야 되는데 인체 기능이 지방분해 기능을 망각한 것입니다. 지방을 분해하는 것, 그 기능을 찾게 유도해 주는 과정이 해독 다이어트입니다."

-김상만(가정의학전문의)

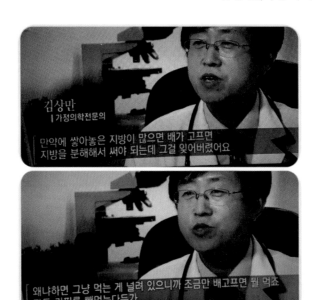

02
왜 디톡스가 필요한가?

1) 독이 우리 몸에 축적되는 이유

2차 세계대전을 기점으로 오늘날에 이르기까지 인간은 자연계에 어마어마한 화학물질을 쏟아내기 시작했다. 우리가 만들어 낸 각종 화학물질은 자연 속에서 거의 생분해가 되지 않으며 오염된 토양과 물속에 잔류돼 있다. 이것은 곧 먹이사슬을 통해 점차 윗 단계의 동물에 축적된다. 슬프게도 먹이사슬의 가장 윗 단계는 바로 사람이다.

오늘날 대량으로 생산되는 농축산 시스템에서는 가축의 사료인 곡물의 대량 생산을 위해 다량의 제초제와 살충제가 사용되며, 사육과정에서 항생제와 성장촉진제 등이 투여되고, 가공과정에서는 각종 화학첨가물들이 섞여 들어가고 있다. 이런 오염된 화학물질들은 대개 지방 친화적이어서 가축들의 지방 조직에 다시 축적된다. 이 화학첨가물들의 최종 정착지인 셈이다.

이들은 우리 몸속에서 만성적인 염증을 유발시키며 세포의 엔진에 해당하는 미토콘드리아를 손상시키고, 면역기능을 떨어뜨리며, 호르몬 체계를 교란시켜 각종 암을 유발시키는 데 기여한다. 암 발생률이 육류, 특히 붉은 고기와 가공육, 유제품 소비량과 직접적인 관계가 있다는 것은 잘 알려진 사실이다.

육류와 유제품 그 자체가 나쁘다기보다는 건강하지 않게 사육된 축산물을 섭취함으로써 염증을 유발할 수 있는 각종 화학물질들을 농축된 형태로 섭취하는 것이 문제라는 것이다.

또한 우리가 스스로 만들어 내는 아주 무서운 독소는 바로 '스트레스'다. 산화스트레스는 산소가 생명을 유지하는데 필요하지만, 산소는 내재적(어떠한 원인)으로 위험하기도 하다. 세포의 배터리 안에서 산소를 이용하여 에너지를 발생하는 과정과 생명 그 자체에서 프리래디칼(활성산소)을 부산물로 생산하여, 스트레스가 많은 모든 사람들과 오염된 환경 그리고 과도한 약물 사용으로 현재의 이 세대는 과거의 세대보다 더 많은 활성산소를 만들어 내고 있다.

원래 우리 몸속에는 대사과정에서 발생하는 노폐물이나 활성산소 혹은 외부에서 유입된 독소를 제거하는 시스템이 존재한다. 이 시스템은 화학물질이라는 걸 접해보지 못했던 시기의 진화의 산물이지, 다량의 환경 화학물질에 노출된 산업화 사회에 적응된 시스템은 아니다.

인간의 유전자가 매우 천천히 변하는데 비해, 산업화 이후 일상적으로 접하기 시작한 각종 화학물질은 인류 역사상 과거엔 결코 경험해 보지 못한 엄청난 스트레스이며, 우리의 유전자가 적응할 시간적 여유 없이 진행되고 있다. 우리의 치유 시스템은 오래 사용한 정수기 필터와 같이 과부하가 걸린 채, 제 기능을 못 함에 따라 우리 몸속엔 계속해서 독소가 쌓일 수밖에 없다.

2) 독소의 종류

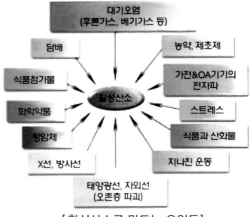

[활성산소를 만드는 요인들]

(1) 산소 독(활성산소)

-활성산소는 만병의 원인이다(생로병사의 비밀)

위 그림과 같이 활성산소는 우리 생활의 모든 부분에서 생성될 수 있다. 활성산소의 주된 공격 목표는 세포핵 내 유전물질인 DNA이다. 특히 강력한 활성산소인 하이드록실기는 DNA 유전자에 직접적인 손상을 가한다.

핵산의 손상으로는 핵산 염기의 변형, 핵산 염기의 유리, 결합의 절단 등이 있다. 활성산소가 DNA에 손상을 입히면 세포에 유전적인 변화를 일으켜 돌연변이가 되어 암세포로 변한다. 인체 내 정상 세포가 암세포로 변형되려면 개시단계, 촉진단계, 진행단계를 거친다.

개시단계는 활성산소를 비롯한 발암물질에 의해 유전자인 DNA가 손상을 받는 단계이다. 이때 손상된 세포가 정상적으로 회복되지 않고 활성산소나 발암물질에 의해 노출이 반복되면 돌연변이 세포가 된다.

촉진단계는 변이세포가 전암(前癌)단계의 세포로 변하는 과정이다. 마지막 진행 단계는 전암세포가 점진적으로 암세포로 진행되는 과정이다. 결국 활성산소는 염증과 암 발생의 주된 원인이다.

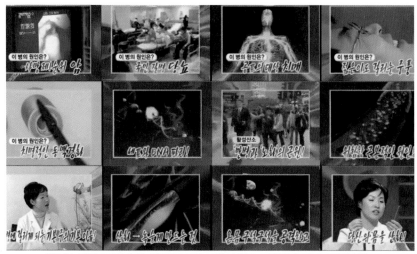

[모든 생활습관병의 원인이 되는 활성산소-생로병사의 비밀 편]

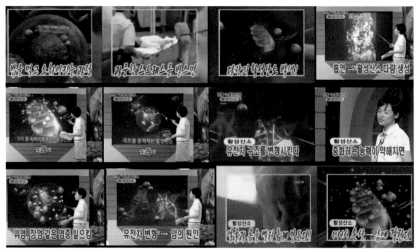

[활성산소의 발생원인과 영향 -생로병사의 비밀 편]

(2) 지방 독(내장지방)

내장지방은 일반적으로 30대 이상의 성인에게 많이 나타난다. 유전적인 요인, 노화, 과음 등 다양한 원인이 있지만, 기본적으로 운동 부족으로 생긴다. 내장지방은 눈에 보이지 않는 곳에도 생기기 때문에 어느 정도인지 쉽게 알 수 없다는 문제도 있다.

내장지방은 혈액 속에 분해되어 들어가기도 하는데 이 경우 인슐린 효과를 떨어트려 당뇨병, 동맥경화증, 협심증, 심근경색 등의 성인병을 일으키고, 유해 활성산소를 만들어 노화의 주범이 되기도 한다.

이러한 내장지방을 갖고 있다는 것은 뱃속에 시한폭탄을 품고 있는 것과 크게 다를 바 없다. 내장지방을 해결하기 위해서는 규칙적으로 하루에 1시간가량 유산소 운동을 생활화하는 것이 좋고, 식사는 규칙적으로, 균형 잡힌 영양소로 골고루 섭취하는 것이 좋다.

술, 삼겹살, 갈비, 치킨 등 칼로리가 높은 음식을 자제하고, 잡곡밥, 콩, 신선한 채소의 섭취를 늘리는 것이 좋다. 평소 살이 찐 편은 아니지만 앉아있는 시간이 길고, 고 칼로리를 주로 섭취한다면 내장지방에 좋은 음식들로 식습관을 개선하고 꾸준히 운동을 하는 것이 좋다.

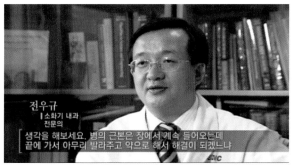

[내장지방의 위험성 - 생로병사의 비밀 편]

"내독소는 가장 먼저 간으로 가고 그 다음에는 허파, 심장으로 가서 전신으로 돌기 때문에 그 사람의 장기가 약한 부분에 나타나게 됩니다. 내독소가 들어오면 염증을 일으키는데 갑자기 대량으로 나타나면 패혈증에 빠져서 며칠 내에 사망하게 될 정도로 아주 위험합니다."

-전우규(소화기 내과 전문의)

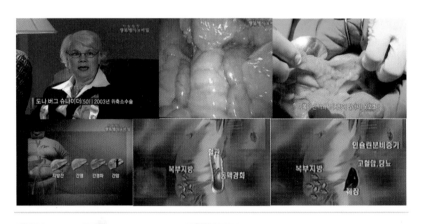

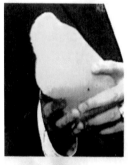

생활운동	체지방 1Kg을 소모시키기 위해 필요한 시간
줄넘기	1,785분 (29시간45분)
테니스	1,445분 (24시간5분)
하이킹	2,465분 (41시간5분)
탁 구	2,040분 (34시간)
걷 기	2,465분 (41시간5분)
사이클	2,125분 (35시간25분)
조 깅	1,190분 (19시간50분)
목 욕	4,250분 (70시간50분)
잡 담	6,800분 (113시간20분)
계단오르기	2,975분 (49시간35분)

체지방1Kg

[지방 1Kg을 소모시키기 위해 필요한 시간. 체지방 5.1Kg 감량의 의미]

(3) 화학독(노폐물의 부패, 불완전연소, 공해 등)

화학독은 소화기계의 찌꺼기 부패, 부적절한 섭취 즉 잘못된 식습관, 잘못된 생활습관이 주된 원인이며, 주변 환경에 의해 발생할 수도 있다.

보통 변비로 증상이 나타나는데 우리나라 직장인 중 30% 이상이 변비를 앓고 있다. 흔히 변비를 가볍게 생각해 방치하거나 심할 경우 변비약을 먹는데 이곳은 장을 자극해 변을 보게 되고 이런 악순환이 대장운동을 억제하여 장 무력증에 빠져 만성 변비로 발전하게 된다. 그리고 가장 큰 문제는 변비가 지속되며 우리 몸에 숙변이 쌓이게 되는 것이다.

최근 10년간 암 발병률을 보면 위암은 11.5% 감소, 폐암은 37.5% 증가, 대장암은 115% 증가했다는 것이다. 또한 대장암으로 인한 사망자도 76% 증가했다. 대장은 기능적인 측면에서 변의 저장이란 특성을 가지고 있으며, 우리가 섭취하는 음식물 중에서 암을 유발할 수 있는 물질들과의 접촉 시간이 길다는 것이 특징이라고 할 수 있다.

또한 장은 음식물을 영양분과 수분으로 나누어 흡수하는 기능을 하는 것으로 잘 알려져 있지만, 유체를 유지하고 전해질의 균형을 맞추며 림프액을 배출하는 기능을 가지고 있다는 것은 일반적으로 잘 알지 못하는 사실이다. 이와 같은 장의 작용에 의해 배변이 정상적으로 일어나지 않았을 때에는 체내에 독소가 남게 되어 결국 그 독소가 체내에 순환되는 결과를 초래하게 되며 이러한 현상은 남녀노소를 막론하고 모두에게 일어난다.

변비로 인해 대장벽에 변이 쌓이면 숙변이 된다. 숙변의 원인은 스트레스에 의한 자율신경계의 불균형, 섬유질 부족, 비타민A, B와 칼륨, 마그네슘 등의 미네랄 부족, 항생제, 방부제, 설탕의 과다섭취, 장내세균의 생태환경 파괴, 운동 부족 등이다.

이러한 현상이 오래가는 경우 장내에 기생충이 기생하게 되며 면역력이 저하되고 횡근과 결장에 많은 독소가 쌓이게 된다. 이렇게 쌓인 독소와 노폐물들은 생명 활동을 저해하고 노화를 촉진하며 만성질환의 원인이 된다.

또한 대장 주변에는 방광과 자궁, 난소 등이 있으며 골반 속에 꽉 들어차 있다. 이는 벽 하나 간격을 두고 있는 것에 불과하다. 숙변과 오래된 변에 의해 장내세균에서 발생한 독물이 장관에서 새면 장관에 접한 장기에 염증을 초래한다. 이것이 방광염이나 부인병이 되는 이유 중의 하나다. 또한 동맥경화, 고혈압, 심장병, 간장병, 신장병, 당뇨병의 원인이 된다.

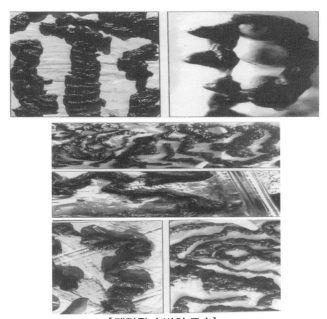

[제거된 숙변의 모습]

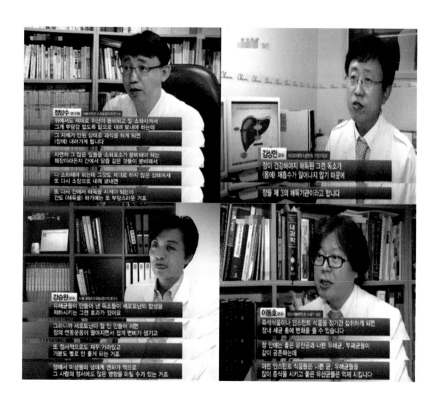

03
디톡스 방법 및 종류

1) 우리 몸은 어떻게 독소를 처리하고 있는가?

우리 몸은 한순간도 쉬지 않고 끊임없이 생활환경이나 음식, 공기 등에서 들어온 독소를 배출해 내기 위해 전력을 다하고 있다. 우리 몸이 어떤 시스템으로 이러한 독소를 중화하고 변형시키고 배출해 내는지 살펴보자.

(1) 호흡 및 면역 시스템

우리 몸을 보호하는 최전선이다. 음식이나 환경에서 들어오는 독소를 막는다. 입과 코의 점막, 코와 귀 속의 털 등이 인체 내로 병원균이 들어오는 것을 막는다. 병원균이 침입하면 즉각 백혈구와 항체가 생겨나 병원균과 맞서 싸운다. 폐도 이 시스템에 속하는데, 폐는 호흡을 통해 이산화탄소를 배출한다.

(2) 소화기 시스템

우리가 먹는 모든 음식은 위를 거쳐 장으로 가게 된다. 위와 장에서 영양분은 흡수되고 찌꺼기는 배출된다. 장은 매일 많은 양의 찌꺼기를 배출하므로 디톡스 시스템에서 매우 중요한 역할을 하고 있다. 간은 수많은 물질의 해독을 비롯하여 1,500가지가 넘는 많은 기능을 수행하는, 무척 일을 열심히 하는 기관이다.

간의 쿠퍼세포는 쓰레기 처리장과 같은 일을 하는데, 죽은 세포, 암세포, 효모, 바이러스, 박테리아, 기생충, 인공 화합물 등을 먹어 치운다. 간은 약, 호르몬 그리고 인체의 노폐물을 중화시킨다. 중화된 물질들은 담낭으로 가서 장을 통해 배출된다.

(3) 피부 시스템

인체에서 가장 큰 기관이다. 중요한 디톡스 기관이다. 땀을 흘리는 것은 체온 조절이 목적이기도 하지만 독소를 배출하기 위해서이기도 하다. 피부 발진은 독소를 몰아내는 징후이다.

(4) 비뇨기 시스템

신장의 역할은 혈액 속의 독소를 걸러서 소변을 통해 밖으로 배출하는 것이다. 또한 필요한 영양분을 걸러 인체가 재사용할 수 있도록 도와준다.

(5) 임파 시스템

혈관과 함께 인체 내에 흐르면서 세포에 영양을 공급하고 노폐물을 배출한다.

(6) 인체 내 디톡스 시스템
- 소화기 - 간, 대장, 위장관
- 비뇨기 - 신장, 방광, 요도
- 호흡기 - 폐, 인후, 부비강, 코
- 임파계 - 임파관 및 임파절

• 피부 – 땀, 피지선, 눈물

2) 디톡스의 종류

디톡스를 하는 방법은 너무나 많지만, 그중에서 대중화된 몇 가지를 소개하고자 한다.

(1) 레몬 디톡스

레몬 디톡스는 다른 음식물의 섭취 없이 레몬물 2L를 만들어서 레몬물만 마시는 것이다. 레몬의 구연산이 노폐물 제거에 효과가 있다. 하지만 레몬 디톡스를 할 때 유의할 점은 위장에 문제가 있거나 관련 약을 먹고 있는 경우엔 부작용이 있을 수 있기 때문에 의사와 상담 후 레몬 디톡스를 해야 한다.

주의할 사항으로 레몬 디톡스는 5일간 (또는 계획한 기간만큼) 레몬물만 마시면서 금식하는 것이기 때문에, 영양 불균형에 주의를 기울여야 하고, 디톡스를 마치고 나서 식단에 신경 써서 식사해야 요요현상이 없다.

(2) 해독주스

해독주스의 경우, 아침저녁 식전에 한 잔 마시는 것이다. 해독주스의 재료에는 사과, 바나나, 토마토, 브로콜리, 양배추, 당근 등이다. 많은 연예인이 하고 있어 이미 널리 알려진 주스 디톡스이다.

일정 기간 식사 대신 주스를 마셔서 불필요한 소화 활동으로 인한 에너지 소비를 줄이고 채소와 과일을 유효 성분으로 공급하는 것이다. 각양각색의 채소와 과일에 들어있는 피토케미컬 성분은 체내 면역력을 높이고 노화 방지에 탁월한 효과를 발휘하여 일석이조의 효과를 준다.

(3) 효소 디톡스

산야초, 현미, 버섯 등의 곡물을 발효시켜 효소 원액을 물에 타서 마시는 것을 말한다. 절식과 보식을 함께 하며 식사량을 조절하고 일주일 동안 진행한다고 하면, 첫날은 소식을 하며 이후 3일 동안 공복에 발효액만 3~5번 섭취하는 것이 좋다. 일주일이 지나면 4일 동안 보식을 병행하며 효소액을 섭취한다. 효소 디톡스의 효과로는 신진대사를 원활하게 해주고 해독 및 조직형성과 노폐물 배출에 좋다.

주의할 것은 기름진 음식을 먹은 후에 효소액을 마시면 소화에 도움이 되지만, 당뇨 환자가 복용하면 혈당이 급격히 높아지는 경우도 있기 때문에 의사와 상담 후 마시는 것이 좋으며, 대장증후군이 있는 사람은 피해야 한다.

(4) 물 디톡스

물 디톡스는 식사는 거르지 않고 물만을 1.5L에서 2L를 매일 꾸준히 마시는 것이다. 물이 최고의 디톡스가 된다는 사실은 이미 전문가들이 입증하고 있다. 암 치료 병원 중에서는 물 전문 병원도 있을 정도다.

물만 잘 먹어도 디톡스가 된다. 물 디톡스의 효능은 물을 자주 마시지 않았던 사람이 매일 꾸준하게 먹은 경우에 극대화된다. 물이나 해독주스는 평소 섭취가 부족했을 경우 효과가 있다.

(5) 자죽염수 디톡스

대나무 통에 천일염을 담아 고온에서 여덟 번 굽고, 아홉 번째에 2000℃ 이상의 고열로 용융한 자죽염을 기능수에 일정한 비율로 녹인 자죽염수 1.8L를 1~2시간에 걸쳐 마신다. 자죽염수를 마시기 전에 몸을 충분히 따뜻하게 하는 것이 중요하다.

파동에너지가 전사되어 있는 고기능 자죽염수는 나노기술을 통해 물 분자를 미세하게 분해하여 산소이온 증가, 알칼리 증가, 파동에너지가 강력한 물이 세포 깊숙한 곳까지 영양분과 충분한 산소를 공급하고 되돌아 나올 때 독소와 노폐물을 배출하는 능력이 강력한 것이 장점이다.

일반 다이어트 제품과는 달리 우리 몸의 체액(염도 약 0.89%)과 유사한 물로 제조되었고, 자죽염에 함유되어 있는 각종 미네랄로 인해 공복감이 덜하며 거부감이 상대적으로 적다.

물을 마시면 30초 이내에 혈액에 도달하고, 1분 후면 뇌와 생식기에, 30분이면 모든 인체에 도달한다. 또한 소금은 노폐물을 흡착하여 배출하는 작용이 뛰어나다. 그로 인해 자죽염수 디톡스는 몸의 일부분만 해독하는 다른 디톡스와 달리 온몸 구석구석의 독소를 빼줄 수 있다. 또한 많은 시간이 필요하지 않고 약 2~3시간이면 디톡스가 끝난다. 그리고 일상생활이 곧바로 가능하다. 하지만 8시간의 공복을 유지한 상태에서 디톡스를 해야 하기 때문에 미리 계획을 세워서 해야 한다.

죽염에 대한 의학적 검증

영남대 생물학과 류호익 교수 연구성과

죽염은 분자 크기가 소금의 10분의 1밖에 안돼 세포막 간의 이동이 쉬운 것이 특징이라고 설명 분자 구조가 큰 소금은 혈관내에 체류하면서 수분을 끌어 당기지만 분자구조가 작은 죽염은 생체내 흡수와 배설이 잘돼 혈압에 영향을 미치지 않는다.

영남대 약리학과 김영희 교수의 연구성과

"소금을 많이 먹어서 고혈압이 되었다는 이야기는 있을 수 있어도 죽염을 많이 먹어 고혈압이 된다는 이야기는 있을수 없는 이야기"라고 못 박는다.
소금은 산성, 죽염은 강알카리 PH 11~13

부산대 식품영양학과 박건영 교수팀 연구성과

(죽염 및 죽염발효식품의 암예방 효과)
죽염이 암과 염증을 억제하는 효과가 탁월하다는 시험결과 죽염의 대장암 세포 억제율은 41~53% 위암 세포 억제율은 36~51%
(2011년 12월 27일 논문발표)

외국에서 연구 성과

하버드대학의 검증 1996년 데이너 피버암 연구센터

"죽염은 일반소금과 달리 어떠한 독성도 나타내지 않았으며 일시에 다량을 섭취 하더라도 일체의 부작용을 보이지 않는 안전한 물질" 세계보건기구 소금 권장량 하루 10~15g, 죽염 하루 30g씩 섭취해도 무방

중국에서 효능 입증 (북경 섬유대 김명관교수)

식염과 죽염의 전도율을 측정하는 실험결과 죽염이 3/5의 낮은 전도율 인체의 세포막을 보다 수월하게 통과 좋은 악성 발휘 식염보다 미량 원소가 다량 포함된 것이 원인

중국 중의원의 황기교수

죽염이 위장의 산성활동을 알칼리로 전환시켜 염증과 궤양을 치료, 죽염으로 양치질시 잇몸질환에 도움, 충치, 풍치 예방

일본에서는 죽염을 황송죽(潢松竹)이라고 한다.

소금을 황토와 소나무와 대나무를 이용하여 법제한 것이라는 의미로 그러한 이름을 붙인 것이다. 죽염을 "과학자들이 발견할 수 있는 천재일우의 기회"라고 극찬한 나까야마씨와 지구상에 존재하는 식품중에 가장 환원력이 뛰어난 식품이라고 주장한 하루야마씨등이 죽염에 대한 관심을 불러 일으키게 되어 단체를 만들어 죽염에 대한 대대적이고도 정밀한 연구분석 작업을 진행하고 있다.

04
디톡스를 하게 되면?

1) 디톡스의 효과

디톡스를 하면 몸은 한결 가벼워지며 혈압과 혈중지방 농도가 낮아지고 비타민, 미네랄 등 영양소를 더 잘 흡수할 수 있게 된다. 또한 질병에 대한 면역력이 높아지는 것은 물론 장내세균 활동이 정상화되어 감염, 알레르기, 피부질환 등 많은 질병들을 줄일 수 있다.

디톡스를 하는 처음 며칠 동안은 배변이 잦아지고 그 양도 많아진다. 그런 다음 장에 있던 검고 이상한 모양의 찌꺼기 등이 배변 되는데 이것은 숙변 제거의 과정이라고 보면 된다. 먼저 장을 청소한 후 꾸준히 유산균이 많은 식품 등을 섭취하거나 균형 잡힌 식사를 함으로써 건강한 장을 유지할 수 있다.

디톡스와 같이 체내의 독소를 제거하는 효과를 지닌 제품이, 질병을 치유하는 효과를 가지고 있다고 말할 수는 없다. 하지만 디톡스는 평소 잘못된 식습관으로 인해 쌓여진 체내의 찌꺼기들을 제거함으로써 신체가 본래 지니고 있는 자연치유능력을 도와주는 역할을 한다.

디톡스를 하고자 하는 사람이라면, 깨끗한 공기, 좋은 물, 온열(몸을 따뜻하게), 적당한 운동, 적절한 휴식과 수면, 긍정적인 생각, 당과 탄수화물 제한식, 디톡스 요법…. 지금까지 이야기한 8가지를 종합하여 생활 속에서 실천하는 프로그램을 생각해 봐야 한다. 어느 하나만으로도 효과를 보겠지만, 그것으로 완전하지는 않다. 사람마다 더 필요한 것이 있을 것이고, 그것이 더 효과적인 경우가 될 수 있다. 그렇지만 다른 사람에게는 그것이 효과적이지 못 할 수도 있다. 즉 개인적인 체질과 생활습관으로 인해 차이가 있을 수 있다는 말이다.

2) 손쉽게 실천하는 디톡스 건강법

(1) 안전한 먹거리 선택

먹는 음식물을 통해 들어오는 독을 막는 것이 무엇보다 중요하다. 안전한 먹거리를 선택하고 그에 따른 조리법으로 독소의 섭취를 줄일 수 있다. 과일이나 채소는 흐르는 물에 잘 씻어 잔류농약을 없애고, 고기나 생선은 먹기 전에 뜨거운 물에 살짝 데쳐내는 것이 좋다.

(2) 스트레칭과 반신욕

등뼈나 골반, 고관절 등 몸의 중심이 뒤틀리면 독소를 체외로 배출하는 기능이 떨어져 노폐물이 밖으로 나오기 어려워진다. 그래서 매일매일 스트레칭을 통해 몸의 균형을 잡아주고 근육을 풀어 주어야 한다.

독소 제거에 효과적인 방법으로 땀을 천천히 오랫동안 흘리는 반신욕을 들 수 있다. 피부 표면에서 나오는 '물 같은 땀'이 아닌 피지선에서 차분하고 느리게 땀을 내는 것이 바로 디톡스다. 이 땀은 체내에 축적된 독소나 콜레스테롤 등의 지방분이 함유되어 있는데, 조깅이나 유산소 운동을 할 때 나는 땀도 마찬가지다. 반신욕은 땀을 흘리는 것은 물론 혈액순환을 원활하게 하기 때문에 대변이나 소변, 피로물질 등의 배출이 좋아진다. 더불어 마음속의 독소까지 제거하는 이너 뷰티 효과까지 있다.

(3) 깨끗한 장 건강 유지

몸속의 독소를 보다 강력하게 해독하기 위한 방법으로 식이섬유로 장내를 깨끗하게 유지하는 것이다. 채소에 있는 식이섬유를 섭취하면 대변을 부드럽게 하고 장의 운동을 도와주기 때문에 배설이 원활해진다. 더불어 장내 독소까지 배설하게 된다.

(4) 충분한 수분 섭취

디톡스의 기본은 항상 몸속을 촉촉하게 하는 것이다. 물은 세포 안의 노폐물이나 독소를 소변이나 대변, 땀과 함께 밖으로 내보낸다. 그래서 몸속의 물이 부족하게 되면 노폐물이나 여분의 수분이 축적되어 혈액이 걸쭉해질 수 밖에 없다. 그렇기 때문에 항상 몸에 수분을 유지해 노폐물의 흐름을 원활하게 하는 것이 중요하다.

또 물을 마시는 것만으로도 다이어트와 피부 관리의 효과를 기대할 수 있다. 그 비밀은 '대사력'에 있는데, 체내의 대사가 좋아지면 지방의 연소도 높아져서 자신도 모르는 사이에 살이 빠지기 쉬운 체질로 변하게 되기 때문이다. 또 기미나 거친 피부의 원인이 되는 멜라닌이나 각질도 대사율을 높임으로써 없앨 수 있다. 아침에 일어나자마자 공복에 물 2컵을 마시면 위의 활동을 촉진시키고 노폐물을 제거한다. 잠들기 전에도 신진대사를 위해 물 1컵을 마시는 것이 좋다.

제17장

식물의 가치와
녹색의 치유력

01
식물의 새로운 가치

1) 식물의 효용

식물은 인류의 역사와 더불어 우리 인간의 개인의 삶 또는 공동체에 경제적, 사회적, 역사적으로 실로 지대한 영향을 미쳐왔음은 더 말할 필요가 없으며 생활 수준의 향상과 더불어 앞으로 이러한 식물에 대한 관심은 더욱 증대될 것이다.

식물이 우리에게 주는 가장 기본적인 효용은 생존을 위한 것으로써 공기 중의 이산화탄소를 흡수하고 산소를 공급하는 일이다. 그밖에도 식물은 우리에게 먹거리인 식량을 제공하고 각종 약재, 건축재, 연료의 공급원이 되기도 한다. 식물의 2차적인 효용은 우리가 사는 생활환경을 구성하는 요소로서의 식물인데 건축공학적 기능을 살펴보면 차폐, 방음, 방화, 침식방지 등을 들 수 있고 바람과 눈, 비, 일조량을 조절하고 환경의 지표가 되기도 한다.

최근에는 식물을 이용한 주거환경의 조절, 심신의 치료와 재활, 그리고 삶의 질을 높이려는 노력이 이어지고 있는데 바로 식물의 3차적 효용이라고 할 수 있다. 식물을 보면서 아름다움과 편안함을 느끼고, 식물을 가꾸고 즐기면서 스트레스를 해소하고 나아가 정신적 신체적인 치료의 도구로 이용되기도 하는데 이러한 것은 바로 원예치료의 원리라고 할 수 있다. 현대인에게 식물을 대상으로 하는 원예 활동에 보다 넓게 참여하게 함으로써 녹색과 함께하는 삶을 살도록 하고, 정신적. 육체적 질병을 치료하며, 녹색의 쾌적성을 통한 삶의 질을 높이는 일은 무엇보다 중요한 일인 것이다.

2) 식물과의 교제

우리나라는 급격한 산업화. 도시화. 현대화로 인하여 우리의 생활 수준은 몰라보게 향상되었지만, 각종 공해와 수질오염, 녹지 감소, 범죄 증가, 정신과 육체의 불균형 등 삶의 질을 위협받고 있다. 이러한 현상을 고려할 때 식물과 교제하는 것이 최상의 자연회복이며 정신적인 여유를 찾는 길이다.

식물과의 교제는 예술과 과학의 양면적 특성을 동시에 지닌다고 할 수 있다. 즉 실내에 식물을 두고 색깔, 형태, 질감, 용기 및 식물의 배치 등은 심미적인 만족감을 주는 일종의 예술인 데 반하여 이러한 즐거움을 얻기 위해서는 식물의 재배 관리방법이나 주거환경 조절방법을 알아야 하는데 이것은 과학이라고 할 수 있다. 즉 기르고자 하는 식물에 알맞은 빛, 온도, 습도, 영양, 토양, 병충해 등과 같은 환경과 식물에 대한 기본적인 지식을 바탕으로 실내 환경을 변화시키거나 식물을 적응시키는 방법을 알아야 하는데 결코 전문가만이 할 수 있는 것은 아니다.

식물은 집에서 기르는 동안 식물의 구조와 생리, 재배방법, 식물과 환경과의 관계에 관한 지식을 습득한다면 식물과 함께하는 즐거움은 더욱 커질 것이다. 여기서 가장 중요한 것은 식물에 대한 사랑인데 식물에 대한 애정어린 관심이야말로 어렵다고 느껴지는 과학적 지식을 즐거움으로 바꿔주기 때문이다.

예를 들어 대부분의 관엽식물은 겨울이 없는 열대 또는 아열대 지방이 원산지로서 고온 다습한 환경에서 잘 자라는 습성이 있는데 우리의 실내 환경은 저광도, 건조한 공기, 계절에 따른 온도 변화 등으로 특징지을 수 있으므로 관엽식물이 연중 생육하기에는 부적당한 환경이다. 따라서 온도나 습도를 높여서 인위적으로 식물에 적합한 환경을 만들어주어야 한다.

3) 식물의 이해

(1) 광합성과 호흡

식물체가 녹색으로 보이는 것은 세포 속에 엽록체가 있기 때문이며 이곳에서 광합성이 일어난다. 광합성은 잎의 뒷면에 있는 작은 구멍인 기공을 통하여 흡수한 이산화탄소와 토양으로부터 빨아올린 물이 빛 에너지를 이용하여 탄수화물과 산소를 만드는 과정이다. 광합성으로 만들어진 당분은 식물의 형태를 이루는 조직과 살아가는데 필요한 에너지원이 된다. 그런데 다양한 환경요소는 잎의 기공을 개폐하는 데 영향을 미치므로 이에 따라 광합성의 패턴도 달라진다.

대부분의 식물은 해가 뜨면 기공이 열려 광합성이 시작되고 어두워지면 기공이 닫히고 광합성도 중단된다. 그리고 낮 동안에는 광합성과 호흡이 동시에 일어나지만, 밤에는 호흡만 일어나게 된다. 반면에 선인장이나 다육식물은 다른 패턴의 광합성을 하는데 원산지의 특성상 낮에 기공을 열면 엄청난 양의 수분이 소실되기 때문에 밤에만 기공을 열어 이산화탄소를 축적해 두었다가 낮에 이를 이용하여 광합성을 한다.

호흡은 광합성으로 만들어진 당이 산소와 결합하여 생물학적 에너지와 열을 방출하는 일종의 연소과정이며 호흡의 결과로 수분과 이산화탄소가 남는 것이다.

(2) 증산작용

식물의 잎에 있는 기공을 통해서 수분이 방출되는 것을 증산이라고 한다. 식물의 잎 표면에는 왁스층이 있어서 수분 방출을 억제하기 때문에 수증기, 산소, 이산화탄소 등은 대부분 기공을 통해서 흡수하거나 방출한다. 만약 식물체 주변의 토양이 건조해지면 수분 흡수가 어려워지므로 기공을 닫아 수분 손실을 최소화한다. 결과적으로 식물이 뿌리에서 흡수하는 수분의 양보다 더 많은 수분이 방출하게 되면 식물이 시드는 것이다.

증산작용이 진행되면 뿌리 주변의 수분이 식물의 뿌리를 통해서 위쪽으로 빠르게 이동하면서 실내공기는 뿌리 주변으로 끌어당겨진다. 비록 미세 환경에서 일어나는 것이지만, 증산작용을 통하여 공기의 흐름을 일으키는 능력은 식물이 공기 중 오염된 물질을 제거하는 데 중요한 역할을 한다. 오염물질이 토양 내로 빨려 들어가 미생물에 의하여 분해되는 것이다.

(3) 이차 대사물질

식물이 생명을 유지하는데 필수적인 물질 외의 나머지 화학물질을 통틀어 이차 대사물질이라고 하는데 식물의 잎이나 줄기에서 만들어지거나 뿌리에서 분비된다. 과거에는 이러한 대사물질을 식물체가 방출하는 쓰레기 정도로 생각했지만, 최근에는 다른 생물체와의 교제에서 매우 중요한 역할을 한다는 것이 밝혀졌다.

예를 들어 식물이 분비하는 테르펜이라는 화학물질은 주위의 다른 식물의 발아나 생장을 억제하거나 촉진한다. 우리가 삼림욕을 하면서 들이마시는 것도 바로 테르펜 물질인데 이러한 물질을 통틀어 피톤치드라고 부른다. 피톤치드는 심신 안정, 살균, 진정 효과가 있으며 실내 오염물질을 제거하는데도 효과가 있다. 더욱이 우리가 먹는 약의 상당수는 이러한 식물의 이차 대사물질로 만든 것이다.

결론적으로 식물은 광합성, 호흡, 증산작용, 물질의 이동을 통하여 자신의 생명을 유지할 뿐만 아니라 다른 생명체에게 에너지와 산소를 공급하고 주위의 환경이나 미생물과 끊임없이 교제하며 도움을 주고받는다. 따라서 우리가 이러한 식물의 생리나 생태환경에 대하여 깊이 이해하면 할수록 식물을 더욱 유익하게 활용할 수 있다.

02
사람과 환경을 살리는 식물

1) 식물로 냉난방, 습도 조절

식물은 뿌리로부터 물을 흡수하여 잎을 통하여 내뿜는데 빨아들인 물 중에서 자신의 생명을 유지하는 데 사용되는 양은 극히 일부이고, 대부분의 수분은 증산작용을 통하여 대기 중으로 다시 배출한다. 이러한 식물의 흡수작용과 증산작용을 통하여 내뿜는 수분으로 인하여 실내의 온•습도를 어느 정도 조절할 수 있다.

우리는 여름철에 실내온도를 낮추기 위하여 에어컨을 가동하고 겨울철에는 온도를 높이기 위하여 난방을 실시하는데, 식물을 실내에 두면 여름철에는 약 2~3℃ 정도의 실내온도를 떨어뜨릴 수 있지만, 겨울철에는 그 정도로 온도를 높일 수 있다.

한편 겨울철에는 습도 조절을 위하여 가습기를 사용하는데 가습기 대신에 적당량의 식물을 배치하면 실내의 습도를 상당 부분 조절할 수 있다. 이때 식물이 배출하는 수분은 깨끗이 정화된 수증기이다. 식물이 실내 습도 조절에 미치는 영향을 좀 더 구체적으로 살펴보면 실내 볼륨의 10% 정도의 식물을 두면 20~30%를 증가시킬 수 있다고 한다. 더구나 신기한 것은 식물은 실내 습도가 낮을수록 증산량을 늘림으로써 습도를 자동 조절해준다는 것이다.

2) 녹색의 공기 청정기

과거와 달리 오늘날 현대인들은 하루의 대부분을 실내에서 보내고 있는데 이에 따라 실내공기의 질은 곧 삶의 질을 좌우하며 현대인이 직면하는 가장 중요한 건강문제 중의 하나가 되었다. 이러한 공기 오염은 호흡기 감염, 두통, 피로, 알레르기, 천식 등과 같은 '병든 건물 증후군'을 유발시키며, 나아가 심장병이나 암과 같은 심각한 질병을 초래하는 경우도 많다.

NASA의 연구에 따르면 단지 실내식물을 거주지에 배치하고 적절히 관리하는 것만으로 가장 경제적이면서도 효율적으로 실내 오염을 제거할 수 있다고 한다. 특히 새집에서 발생하는 각종 유해한 휘발성 물질들이 사람의 건강을 심히 위협하고 있는데 새집증후군 역시 식물을 통하여 상당 부분 완화시킬 수 있다.

식물은 공기 중에 있는 오염된 물질을 잎 뒷면에 있는 기공을 통하여 흡수한다. 또한 증산작용을 통하여 수분과 더불어 음이온을 방출하는데 음이온은 오염물질(양이온)과 반응하여 오염물질을 중화시키는 역할을 한다. 증산작용에 의한 대류의 흐름은 오염물질을 토양으로 이동시키는데 토양 미생물은 오염물질을 미생물이나 식물체가 사용할 수 있는 무기물로 분해한다.

3) 정신건강에 도움을 주는 식물

현대인은 치열한 경쟁 속에서 생활하면서 스트레스에 시달리게 되는데 꽃이나 녹색식물을 바라보면 스트레스가 해소되고 정서안정에 도움이 된다. 식물이 없는 상태와 식물이 있는 상태에서 혈압과 맥박을 측정한 결과, 식물이 있는 경우 유의한 감소를 보여 식물이 스트레스 감소와 심신의 안정에 효과적인 것으로 나타났다.

사람의 뇌는 약 1,000억 개의 신경세포로 구성되어 있으며 언어, 수학, 추리, 기억, 정서 등 우리 몸에서 가장 중요한 역할을 하는 곳이다. 연구 결과에 의하면 실내식물이 뇌파에 좋은 영향을 미치는 것으로 나타났다. 뇌파는 뇌의 활동 상태를 파장으로 나타낸 것인데 뇌의 상태가 안 좋을 때는 델타파가 많이 발생하고 편안하거나 안정되었을 때는 알파파가 많이 발생한다. 그리고 식물을 바라보았을 때와 책상이나 칠판과 같은 무생물을 바라봤을 때의 뇌파를 측정해보았는데 식물을 보았을 때 델타파가 감소한 반면 알파파가 증가된 것을 확인할 수 있었다.

이러한 현상은 언어, 기억 그리고 정서 기능을 담당하는 측두엽의 일부 기능과 각종 감각 정보의 통합과 연상을 주관하는 두정엽의 일부 기능을 향상시키는 것을 의미하는 것이다.

4) 시각 피로 회복제, 녹색식물

컴퓨터의 보급이 급격히 늘어나고 생활화되면서 직장인, 학생 등은 하루 중 상당 시간을 컴퓨터 앞에서 생활한다. 이렇게 장시간 작업을 하다 보면 눈의 피로는 물론 시력 저하, 팔과 어깨 결림, 두통 등의 증세가 나타나는데 이러한 증세를 통칭하여 영상단말기(VDT) 증후군이라고 부른다.

그런데 컴퓨터 등 VDT 화면을 계속 주시하고 있을 때와 실내식물을 주시하고 있을 때의 시각 피로도, 눈물막 파괴 시간, 눈 깜박임 횟수를 측정 비교한 결과에 따르면, VDT 자극 시에 비해서 실내식물을 배치했을 때 눈물막 형성을 연장하여 안구 건조증을 예방하였으며, 눈 깜박임 횟수와 시각 피로도가 감소하여 VDT 증후군의 증상을 완화시키는 것으로 나타났다. 또한 VDT의 자극 시에 비해서 실내식물을 배치하였을 때 눈 주위의 근육인 상안검거근과 어깨 주변의 근육인 상승모근의 수축 빈도와 전위가 낮아져서 근육의 피로나 긴장을 완화시키는 것으로 판단된다.

현대인은 영상단말기뿐만 아니라 수많은 가전제품을 사용하고 있는데 여기서 발생한 전자파에 무방비상태로 노출되어 생활하고 있다. 전자파는 암의 발생, 생식능력 저하, 피부질환 등을 유발하는데 실내식물은 시중에서 판매하고 있는 어떠한 전자파 차단 제품보다도 그 기능이 뛰어난 것으로 나타났다.

03
녹색의 치유력, 원예치료

1) 새로운 원예, 원예치료

과수, 채소, 화훼 등 원예식물을 통한 아름다움의 인식과 의식주 해결을 위한 인간의 활동을 우리는 원예 활동이라고 한다. 이러한 활동은 인류의 역사와 더불어 시작되었으나 17세기에 와서야 비로소 '원예'라는 하나의 학문으로 발달하기 시작했다.

그러나 식물이 단순히 인간의 식(食) 문제의 해결에만 국한되는 것이 아니라는 것을 깨닫고 있는 현대인에게 원예는 그 대상을 단순히 식물에만 국한시키는 것에서 벗어나 문화와 사회의 발전에 따라 원예와 인간의 상호관계적 측면의 중요성이 점점 더 부각되고 있다. 이러한 관점에서 볼 때, 원예에 대한 정의를 재조명할 필요가 있는데 현대 의미의 원예란 식물생산에 근본을 둔 것에서부터 원예와 인간 사이의 관계를 연구하고, 그 결과로 인간 삶의 질을 풍요롭게 하고 건강을 증진시키며 나아가 우리의 자연환경을 돌보는 데까지 확대 적용하는 것이다.

즉, 새로운 원예는 인간의 심신 건강과 사회복지 그리고 문명을 풍요롭게 하는 채소, 과수 그리고 화훼를 재배하는 기술과 과학이라고 정의할 수 있을 것이며 바로 원예치료 또는 원예복지라고 불러도 좋을 것이다. 다시 말해서 과거의 원예가 식물을 대상으로 생산을 주목적으로 한다면, 앞으로의 원예는 식물과 인간 그리고 환경과의 관계를 대상으로 식물 혹은 원예 활동의 활용을 주목적으로 한다.

원예치료(Horticultural Therapy)란 식물을 대상으로 하는 인간의 다양한 원예 활동을 통하여 사회적, 교육적, 심리적 혹은 신체적 적응력을 기르고 이로 말미암아 육체적 재활과 정신적 회복을 추구하는 전반적인 활동을 의미하는 것으로, 식물 및 원예 활동을 매체로 한 전문적인 기술과 방법을 통하여 심신의 치료와 재활 그리고 녹색의 쾌적성(green amenity) 및 환경 회복을 얻고자 하는 것이라고 정의할 수 있다.

2) 원예치료의 독특성

최근 의학 분야에서는 전통적인 치료뿐만 아니라 원예치료와 같은 대체 치료에 대한 관심이 높아지고 있다. 그 배경은 현대의학이 많이 발전하였으나 아직도 못 고치는 병이 있고 정신질환은 크게 늘어나는 현실에서 그 한계점과 부작용을 극복하고자 나온 것이다.

예를 들면 미술치료, 음악치료, 운동치료, 동물치료, 오락치료 그리고 향기치료 등 비약물적인 치료방법이 있는데 원예치료는 다른 대체 치료 방법과 구별되는 다음과 같은 특성이 있다.

(1) 생명을 매개체로 한다

원예치료는 식물, 즉 살아있는 생명을 매개체로 하는 치료법이다. 대상자는 식물의 생장, 개화, 결실 등의 변화하는 모습을 통해 무생물과는 다른 교감을 가지게 된다. 이것은 동물을 다루는 것보다 더 손쉽고 자연스러울 수 있다. 그리고 다양한 식물을 통해 시각, 청각, 미각,

촉각, 후각의 오감을 자극할 수 있는 특징이 있다.

또한 식물의 주기를 통하여 인생의 의미를 되새겨 볼 수 있으며 생명의 소중함을 깨닫게 된다.

(2) 상호 역동적이다

원예치료는 대상자가 단순히 어떤 작업과정을 이해하고 그에 따른 행위를 수행하는 것으로 끝나는 것이 아니라 대상자와 식물 간의 상호작용으로 이루어진다.

대상자가 씨앗을 파종하고 물을 주면서 정성껏 관리한다면, 새싹이 나오고 꽃이 피고 열매를 맺을 것이다. 그러나 씨앗을 파종하고 난 뒤 무관심하게 방치해 둔다면 아무런 결과도 얻을 수 없다. 즉 대상자의 행동과 관심에 따라 식물 상태가 달라지기 때문에 대상자는 그런 식물 반응을 보면서 자부심이나 책임감을 느낀다.

(3) 창조적 파괴가 가능하다

원예치료를 통해 식물을 키워 수확물을 생산하고, 그것을 이용하여 만든 장식품으로 주위 환경을 개선하거나 다른 사람에게 선물을 주기도 한다. 또한 장식품을 만드는 과정에서 식물을 자르고, 꽃과 잎을 따서 말리고, 열매를 따는 등 생명을 파괴하는 행위를 한다. 그렇지만 그러한 행위가 단순한 생명 파괴로 끝나는 것이 아니라 생화, 누름꽃, 열매 등을 이용하여 다양한 창작품을 만들면서 파괴를 예술로 승화시키는 것이 가능하다.

(4) 본능적 그리움에 바탕을 둔다

식물의 잎이 가진 녹색은 사람들이 생각하고 있는 낙원의 이미지와 가장 가까울 뿐만 아니라 심리적 안정과 유연성을 준다. 특히 현대인들은 자연보다는 철근과 콘크리트로 둘러싸인 회색 환경에서 생활하는 경우가 대부분이기 때문에 많은 사람들이 자연에 대한 본능적인 그리움이 있다.

원예치료는 인간의 기호색인 녹색을 가까이 느끼고, 소홀했던 자연과 접촉할 수 있는 효과적인 방법이다.

(5) 생명을 직접 돌본다

장애인들은 오랫동안 가족이나 주위 사람들의 보호를 받아왔기 때문에 자신이 보호받는 존재라고 생각하며 남들에게 의존하려는 경향이 크다. 그러나 원예치료는 대상자가 직접 식물을 돌보고 키워 수확물을 얻으면서 자신도 다른 누군가를 돌볼 수 있다는 자신감을 갖게 한다.

3) 원예치료의 효과

(1) 지적인 효과

원예 활동을 통하여 식물의 이름이나 재배방법 등 새로운 기술을 습득하고 텃밭을 만들거나 정원을 꾸미면서 전체적인 안목과 계획성이 증가되며, 어휘력이 증가하고 대화의 폭이 넓어진다. 꽃꽂이나 모둠심기 등을 하면서 꽃의 종류, 색의 배합, 배열 등 창의력이 증진되고 자아표현이 향상된다.

식물을 키우면서 호기심과 관찰력이 증진되며 관찰의 결과에 대처할 수 있는 능력이 향상되며 원예 활동은 한 번의 작업으로 끝나는 것이 아니라 반복에 의해 이루어지기 때문에 지식의 증가와 기술훈련 효과를 기대할 수 있다.

(2) 사회적인 효과

원예 활동은 혼자서도 할 수 있지만, 가족이나 이웃과 함께 하는 경우가 많은데 공동작업을 하다 보면 자연스럽게 사회성이 향상되고 대인관계가 넓어진다. 함께 땀을 흘렸다는 동료의식은 다른 사람과 연대감과 공동체 의식을 갖게 하고 가족 간 긴밀성을 증대시킨다.

또한 각자 맡은 역할이 무엇인가를 알게 되며, 서로의 권리를 존중해야 하고 협력해야 한다는 것과 책임을 분담하는 것이 효과적이라는 것을 알게 된다. 자기가 농사 지은 채소를 다른 사람과 나눠 먹으면서 인간관계가 향상된다.

(3) 정서적인 효과

사람들은 꽃이나 녹색식물로 인해 여유와 평온함, 상쾌함을 경험하며 이러한 것들은 스트레스를 해소하고 피로를 풀어주며 원기를 회복시켜준다. 식물을 재배하는 동안에는 이상기후, 병해충, 동물 피해 등의 불안이 따르기도 하지만 식물이 잘 자랐을 때는 성취감과 기쁨을 느끼고 자신감을 갖게 된다.

반면에 소홀하게 관리하면 잡초가 발생하거나 병충해의 피해를 받게 되어 책임감을 느끼게 한다. 꽃꽂이를 위해 줄기를 자르거나, 정원에서 잡초를 뽑는 등의 활동을 통해 부정적인 분노와 공격적인 감정을 완화시킨다. 뿌려놓은 종자가 언제 싹이 트고, 꽃은 언제 필까 하는 기대감과 희망을 준다.

(4) 신체적인 효과

원예치료는 활동을 통한 치료라는 특징이 있다. 즉 밭을 일구고 씨를 뿌리고 물을 주며 잡초를 뽑는 등 몸을 움직이는 것이다. 이렇게 신체를 움직임으로써 자연스럽게 대근육과 소근육의 근력이 강화되고 신체의 균형감각을 유지시킨다.

또한 시선에 따라서 손이 같이 움직일 수 있는 협응 능력이 증가되고 관절이 움직일 수 있는 범위(ROM)를 자연스럽게 증가시킨다. 텃밭에서 물을 주고 잡초를 제거하거나 정원 활동은 운동량이 많아 조깅이나 테니스 같은 전신운동 효과가 있다.

(5) 환경적인 효과

원예치료를 오래 하다 보면 주변 환경이 자연 친화적이며 녹색 환경으로 바뀌게 된다. 어떤 활동을 해서라기보다 녹색을 가까이 하다 보면 의도하지 않은 효과를 보게 되는 것이다. 예를 들면 자연경관이 보이는 병실에 입원한 환자가 그렇지 않은 병실에 입원한 환자보다 치료 효과가 높고, 그런 환경에서 일하는 근로자의 작업능률이 높다고 한다.

또한 교도소에서 재소자들에게 화분을 하나씩 기르도록 했더니 빈번하던 폭력이 줄어들었으며, 원예 수업을 실시한 학급에서는 학생들 간의 따돌림 현상이 줄어들었다고 한다.

4) 한국의 원예치료

우리나라에 원예치료가 처음 소개된 것은 1980년대 초였지만 일반인들에게는 거의 알려지지 않았다. 그러다가 1997년 11월에는 〈한국원예치료연구회〉가 결성되어 매월 정기적으로 워크숍을 실시하고 소식지를 발간하면서 본격적으로 원예치료에 대한 연구와 보급이 시작되었다.

2001년에는 '한국원예치료협회'로 명칭을 바꾸었고, 2007년에는 다시 '한국원예치료복지협회'로 개칭되었으며, 2010년에는 농촌진흥청으로부터 사단법인 설립허가를 받아 오늘에 이르고 있다.

(사)한국원예치료복지협회는 식물과 원예 활동에 기초하여 인간과 환경에 미치는 영향을 연구함으로써 원예치료의 학문적 이론을 정립하고, 원예치료 프로그램을 개발하여 장애인의 치료, 재활을 도울뿐만 아니라 녹색의 쾌적성 및 환경 회복에 이바지함으로써 궁극적으로 인간의 삶의 질 향상에 기여함을 설립 목적으로 한다. 2011년도부터는 농림수산부 국고지원 사업을 추진하고 있으며, 농업계 고등학교 교과서 및 한국방송통신대학교 농학과에서도 원예치료를 강의하고 있다.

우리나라의 원예치료사 양성은 1999년 건국대학교를 시작으로 현재는 25개 대학에 위탁하여 원예치료사 과정을 운영하고 있다. 원예치료사 자격은 민간자격으로 2000년부터 자격을 수여하기 시작하였는데 2013년부터 '복지원예사'라는 명칭으로 자격을 수여하고 있다. 2017년 9월 현재 슈퍼바이저 33명, 1급 177명, 2급 3,692명, 3급 497명 등 4,500여 명이 자격을 취득하였고 협회 회원수는 1만여 명에 이르고 있다.

원예치료의 대상자가 정신적. 신체적 장애인은 물론 노인, 청소년, 사회이탈자, 일반인에 이르기까지 다양하듯이 원예치료 실시기관 역시 광범위하여 병원, 복지관, 요양원, 학교, 보건소, 교정기관 등 전국적으로 약 3,500곳에 이르고 있다.

우리나라에 원예치료가 본격적으로 소개된 지 20년이 채 안 되었지만 유례를 찾아볼 수 없을 정도로 빠르게 발전하고 있으며 중장기 전망도 매우 밝다고 생각한다.

그 첫째 이유는 원예치료가 식물을 매개체로 하는 생명 중심적인 치료방법으로서 독특성과 장점이 있기 때문이다. 사람은 본능적으로 자연에 대한 그리움이 있으며 자연을 가까이하면 마음이 편해지고 안정되기 때문이다.

둘째는 대상자가 크게 증가할 것으로 예상하기 때문이다. 세상이 복잡해지고 스트레스가 쌓이게 되고 이에 따라 정신질환자도 늘어나고 있으며 교통사고나 뇌졸중 등으로 인한 재활 환자 역시 증가할 것으로 예상된다. 뿐만 아니라 노인 인구가 빠르게 증가하고 있으며 이에 비례하여 치매 환자도 크게 늘어나고 있다.

셋째는 식물과 녹색에 대한 관심 증가와 자연으로의 회귀 현상이다. 주말농장이나 텃밭이 인기를 끌고 있는 것도 같은 맥락으로 이해할 수 있다. 환경오염이 심각해질수록 식물의 가치를 인식하게 되고, 식물을 이용한 원예 활동을 통하여 건강을 증진하고 정서적으로 안정을 얻을 수 있는 원예치료에 관심이 높아지는 이유일 것이다.

넷째는 도시농업과 치유농업에 대한 행정기관의 관심이 크게 높아지고 있다. 도시농업에 관한 법률이 제정되어 행정기관에서 적극 장려하고 있는데 도시농업은 생산 자체가 목적이 아니라 생산하는 과정과 생산물의 이용에 관한 것으로 원예치료의 목적과 크게 다르지 않다.

농촌진흥청에서는 치유농업에 대한 연구와 관련법 제정을 준비하고 있는데 치유농업의 핵심은 농촌의 자원과 생산물을 이용하여 국민의 건강을 회복하고 지속가능한 삶을 영위하기 위함이다. 농진청에서는 치유농업의 사회 경제적 가치가 약 5조 원에 이를 것으로 전망하고 있다.

이상과 같은 상황을 종합해 볼 때 원예치료에 대한 관심과 수요는 지속적으로 증가할 것이며 원예치료사(복지원예사)의 직업 전망도 밝을 것으로 예상한다.

부록

◇ 꽃에서 배우는 삶 ◇

◇ 꽃(식물)에서 배우는 삶 ◇

▷ 꽃은 어떻게 사나?

1. 꽃은 곤충과 더불어 공생한다.
   1) 꽃은 정적인 존재로서 이동성이 없다.
      꽃이 곤충을 선택하는 게 아니라 곤충이 꽃을 선택한다.
   2) 시사점
      내가 상대를 선택하는 것이 아니라 상대가 나를 선택한다.
      선택 기준 : 꿀(지식)이 많으냐, 아름다우냐(인상, 태도),
      향기로우냐(인품), 자주 만나고 싶으냐(신뢰감) 등에 따라
      달라짐.

2. 꽃은 살아남기 위해 최선을 다한다.
   1) 수분수정 방식이 다양하다 (아이디어)
      자연환경에 적응하며 살아남기 위해 끊임없이 변화한다.
      다른 꽃가루를 적극 받아들여 새로운 변이를 창출한다.
      (나는 조직을 위해 무엇을 했는지…)
   2) 생존을 위하여 유혹을 마다하지 않는다.(나리꽃의 생존전략)
      고객 유인 확보를 위해 다양한 전략을 구사해야 살아남는다.
      (나의 생존전략은 무엇인가…)
   3) 잡초들의 위장술은 놀랍다.
      분위기 파악, 적재적소, 현실을 인식하고 대응해야 생존
      너무 튀면 뽑힌다. 동지의식 중요.
   4) 없으면 안 쓴다.
      버는 게 없으면 안 먹고 견딘다(부처손, 다육식물)
   5) 나눠 쓸 줄 알며 조화를 안다.
      주어진 환경을 최대한 활용한다(잎 배열, 햇볕 나눠 쓰기)

3. 꽃이 피면 열매를 맺는다.
   1) 호박꽃은 호박을 만들고, 고추 꽃은 고추를 만든다.
      일을 했으면 성과가 있어야 하고 그 성과는 유용해야 한다.
      시작한 이상 확실한 성과를 내야 한다.
   2) 열매는 사람과 동물에게 먹거리를 제공한다.
      타인이나 조직에 도움이 되는 인간

4. 꽃은 시테크를 잘 하며, 들고 날 때를 안다.
   1) 복수초는 3개월 일하고 일 년을 산다.
      지식정보화, 스마트폰, 시테크 중요(시간 창조형) 소비형,
      파괴형)
   2) 자연의 주인공은 계절에 따라 달라진다.
      봄(복수초, 노루귀), 여름(참나리, 옥잠화), 가을(구절초, 용담)
      주연이 아니다 싶으면 빨리 빠져줘야 한다.
   3) 환경이 나쁘거나 영양이 부실하면 꽃부터 피운다.
      후세대를 위하여 온 영양을 공급(내리사랑, 후계양성)

5. 건강한 자연생태계에서 생물종이 다양하다.
   1) 모든 야생화는 고유의 모습을 갖고 조화롭게 생태계를 이룬다
      창조적 조직에서는 로봇이 아니라 끼 있는 다양한 사람이 필요
      나만의 캐릭터 갖도록, 역량 극대화되도록 모든 지원 강구
      (버팀목)
   2) 창조적 조직 속성상 그리 바람직스럽지 않은 관행들
      OX 식 사고, 흑백논리, 서열화…

▷ 결론, 꽃처럼 살려면…

   1) 꽃마다 각각 다른 색깔과 모양, 향기가 있다.
      관화식물 25만 종이 다 다르다 (70억 인구가 얼굴이 다 다르다)
      나(우리)만의 모습이 있다. 나만의 캐릭터가 있어야 한다.

2) 상대에게 기쁨과 사랑을 준다. (남을 위해 줄 게 있어야 한다)
   대 고객 – 다양한 상품, 디자인, 철저한 A/S
   대 동료 – 정보, 신뢰, 소속감, 동지의식

3) 더불어 살아야 한다. (군락을 이루며 산다)
   공존, 우리라는 연대감, 전체 속의 나, 조화
   독불장군은 안 된다. 함께 하면 힘도 세진다
   (코스모스 군락은 태풍에도 문제없다)